PRENATAL
CARE GUIDE

产检
使用手册

刘春梅/主编

超声技术
生化筛查
临床遗传

U0307361

海峡出版发行集团
THE STRAITS PUBLISHING & DISTRIBUTING GROUP

鹭江出版社
LUJIANG PUBLISHING HOUSE

2016 年 · 厦门

图书在版编目（CIP）数据

产检使用手册 / 刘春梅主编 . — 厦门 : 鹭江出版社，
2016.7

ISBN 978-7-5459-1172-5

Ⅰ . ①产… Ⅱ . ①刘… Ⅲ . ①妊娠期—妇幼保健—
手册 Ⅳ . ① R715.3-62

中国版本图书馆 CIP 数据核字 (2016) 第 102072 号

CHANJIAN SHIYONG SHOUCE

产检使用手册

刘春梅 主编

出版发行：海峡出版发行集团

鹭 江 出 版 社

地　　址：厦门市湖明路 22 号　　　　　　　　　　邮政编码：361004

印　　刷：北京睿特印刷厂大兴一分厂

地　　址：北京市大兴区星光工业开发区西红门福伟路四条十号　　邮政编码：102600

开　　本：787mm×1092mm　　1/20

插　　页：1

印　　张：7

字　　数：70 千字

版　　次：2016 年 7 月第 1 版　　2016 年 7 月第 1 次印刷

书　　号：ISBN 978-7-5459-1172-5

定　　价：38.00 元

如有发现印装质量问题请寄承印厂调换

十月怀胎·妈妈变化

01 周
02 周
03 周
04 周
05 周
06 周
07 周
08 周
09 周
10 周
11 周
12 周

孕早期

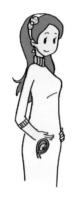

为了计算方便，孕期是从末次月经第一天开始算的。

身体容易疲倦
停经
可能还不知道已经

13 周
14 周
15 周
16 周
17 周
18 周
19 周
20 周
21 周
22 周
23 周
24 周
25 周
26 周
27 周
28 周

孕中期

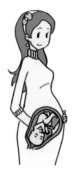

孕 4 月
WeeK 13~16

早孕反应结束
腰背部疼痛
"白带"增多

心脏负荷增加，身
乳头颜色更深，可
有的孕妈妈会生痔
出现妊娠斑

29 周
30 周
31 周
32 周
33 周
34 周
35 周
36 周
37 周
38 周
39 周
40 周

孕晚期

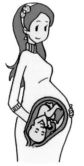

孕 8 月
WeeK 29~32

胸口憋闷
呼吸困难
皮肤瘙痒
尿频、尿失禁

腰背酸痛加剧
腹部有下沉感
腿部痉挛

6
Pregnant

Week21
形成舌头

Week22
对声音有反应

Week23
骨骼组织形成

Week24
胎动频繁

第四次产检

7
Pregnant

Week25
脑部完全发育

Week26
四肢活动好

Week27
能感觉光线变化

Week28
有呼吸运动

第五次产检

8
Pregnant

Week29
可见手、脚指甲

Week30
能听到声音

第六次产检

Week31
胎位大致固定

Week32
出生后能存活

第七次产检

9
Pregnant

Week33
子宫开始下降

Week34
眼睛能自由开闭

第八次产检

Week35
皮下脂肪增厚

Week36
内脏功能成熟

第九次产检

10
Pregnant

Week37
可以独立生存

第十次产检

Week38
头部降入盆骨

第十一次产检

Week39
胎毛完全消失

第十二次产检

Week40
出生啦!

十月怀胎·胎儿变化

● 孕早期　　● 孕中期　　● 孕晚期

1 Pregnant

Week1
卵泡形成

Week2
排卵受精
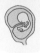

Week3
着床

Week4
怀孕

2 Pregnant

Week5
看到胎囊

Week6
看到心跳

Week7
早孕反应

Week8
初具人形

B 超早孕确诊

3 Pregnant

Week9
中耳形成

Week10
变成胎儿

Week11
听到胎心

Week12
四肢可活动

第一次产检

4 Pregnant

Week13
会打嗝和吞咽

Week14
长出毛发

Week15
开始排尿

Week16
能辨认性别

第二次产检

5 Pregnant

Week17
长出指甲

Week18
肺泡形成

Week19
分泌胃液

Week20
感到胎动

第三次产检

孕 1 月
WeeK 1~4

怀孕

孕 2 月
WeeK 5~8

乳房增大
恶心、呕吐
头昏、眩晕、口味改变
阴道分泌物增多、尿频
情绪脆弱敏感

孕 3 月
WeeK 9~12

孕吐严重
气短
乳房持续增长
容易便秘
情绪波动很大

孕 5 月
WeeK 17~20

体感觉热
能有乳汁分泌
疮

孕 6 月
WeeK 21~24

腹部突出重心前移，腰背疼痛
体重增加，呼吸急促，容易疲劳
全身关节韧带变松弛
手脚指甲生长速度变快
头发变多了

孕 7 月
WeeK 25~28

妊娠纹明显
静脉曲张
腿部浮肿
有生理性的子宫收缩
腹部不适

孕 9 月
WeeK 33~36

孕 10 月
WeeK 37~40

子宫下降，胃及心脏的压迫感减轻
子宫和阴道趋于软化，阴道分泌物增多
胎动减少，胎位相对固定，体重增加停止
腹坠腰酸，大小便次数增加
假性阵痛，出现分娩信号

宝宝出生了

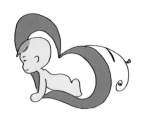

前　言

　　孕育孩子是一个创造的过程，期间既充满了希望，又会有一些不确定性。因此，围产期检查在优生优育如确保孕妇和胎儿安全度过孕期，顺利分娩健康的孩子等方面中有着不可替代的作用。

　　通过孕期定期产检，医生能连续观察了解各个阶段胎儿发育和孕妇身体变化的情况，例如胎儿在子宫内生长发育是否正常，孕妇营养是否良好，及时发现并预防孕期并发症如高血压、糖尿病、贫血等。产检是及时发现问题、尽早纠正和成功治疗的关键，同时也是呵护孕妇和胎儿健康的有效保证。所以，我总是对我接触到的每个孕妇强调做好产检的重要性，而她们也会向我咨询一些孕期困扰以及各项检查指标的意义。时间久了，我发现孕妇们的问题大多数是有一些共性的，有些问题甚至超过 70% 的孕妇问过。于是，我就想或许可以编一本书来细致、系统地介绍产检的概念、项目、常用的实验室检查方法、B 超影像学检查等，以及检查结果可能说明的临床意义。恰好一直致力于母婴、亲子图书出版的"悦成长"机构，也希望出版一本关于产检的书，于是我们一拍即合，就有了这本书。

　　为了使本书更具实用性，我整理了平时工作中孕妇最常咨询的问题进行解答，同时对最受孕妇关注的产检指标数值进行临床意义方面的说明，并对异常指标反映出的问题或原因作分析，希望孕妇们不要只凭检查数据的高低来揣摩自己是否健康，而是用本书的数据分析在选择处理方案时多一种参考。此外，临床中阶段性最常见的问题，也是孕妇们咨询最频繁的，对此我也进行了深入细致的说明。比如，孕早期的先兆流产是否需要保胎，孕中期体重增长过快如何控制，孕中期控糖、贫血及孕晚期水肿等，希望能弥补平时门诊时不能为孕妇们一一作答的遗憾。另外，分娩是孕期的结束，更是孩子出生的开始，临产时孕妇的情绪会影响分娩的过程顺利与否。为此，我特别介绍了分娩前的检查，让大家知道临产前的各项检查是如何有助于医生判断你的分娩进展的，从而有利于孕妇放松心情，正确对待分娩。方便读者直接就自己关心的问题进行查找，是我在编写本书时一直贯彻的宗旨，因此本书特别增加了问题索引。

最后我想再次提醒您，孕期一定要重视产检。我相信，产检可以帮助您自信、轻松地掌握您和胎儿的近况，并且了解可能发生的每件事。这是我们拥有喜悦结局最有效的方法。祝各位妈妈们遇见美丽的自己和健康的宝宝！

目录

第 2 次产检 **孕 16 周**

重点项目：再次评估、建议

第 3 次产检 **孕 20 周**

重点项目：胎儿排畸检查

第 4 次产检　**孕 24 周**

重点项目：妊娠期糖尿病筛查

第 5~8 次产检　**孕 28 周、30 周、32 周、34 周**

重点项目：常规评估 +28 周、30 周筛查高危孕妇 +32 周二次排畸

第 9~13 次产检　**孕 36 周、37 周、38 周、39 周、40 周**

重点项目：36 周 GBS（B 族链球菌培养筛查）+37 周分娩前最后血检，评估胎儿发育 +38 周、39 周、40 周分娩前教育准备

临产期产检

替你问医生 · 问题索引

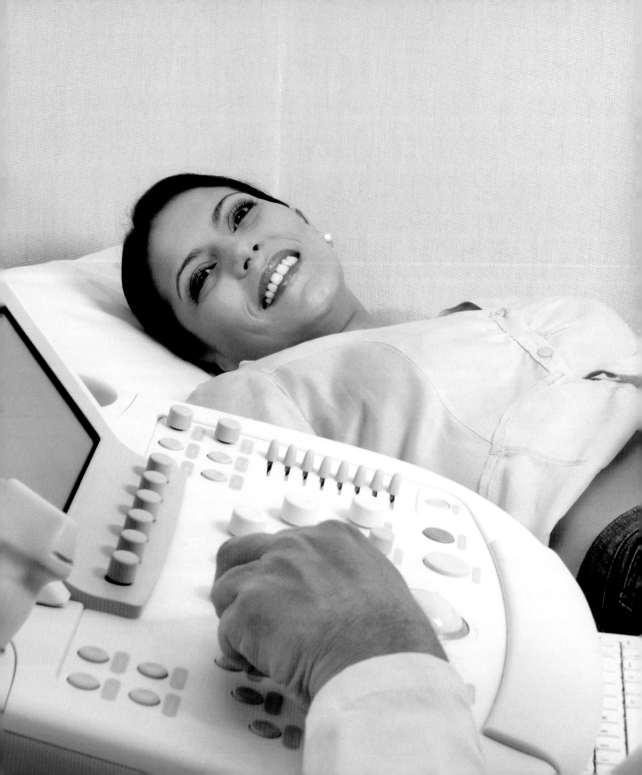

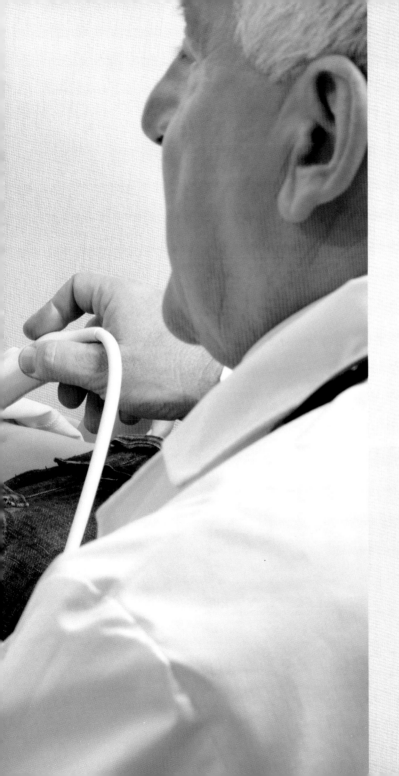

停经 6~10 周

重点项目

咨询

警惕自然流产

停经是怀孕的第一信号。月经周期正常的女性，如果没有采取避孕措施超过月经期没来月经，要考虑妊娠的可能。一般去医院，医生会让你先做尿检，尿检呈阳性后，还会安排做一次腹部 B 超。腹部 B 超是确诊怀孕的重要依据，有助于排除宫外孕等异常妊娠。

早孕 B 超确诊

平时月经规律的女性，一旦月经该来没来，很多人都会用早孕试纸来测试，如果试纸上出现清晰的两道红杠，80% 以上可以确认怀孕。这时去医院，医生会让你用验孕试纸再次验尿，或抽血查 hCG 以确定怀孕，此外还会根据停经天数安排早孕 B 超检查。

早孕 B 超的作用

排除宫外孕

精子与卵子相遇形成受精卵后，会借助输卵管的蠕动和其内腔纤毛的推动进入子宫，在子宫内膜着床发育为胎儿。这个过程如果不顺利，受精卵就会落在子宫腔外，如在输卵管着床，就是常说的"宫外孕"。B 超可观察孕囊所在位置，及时发现宫外孕。但如果怀孕时间短，B 超可能宫内、宫外都看不清孕囊，需间隔一段时间后再做 B 超。

判断胎儿发育情况

B 超不但能确认胎囊是否在子宫内，而且能观察胚胎是否存活、有无血块，初步判断质量好坏等，还能根据胎囊的平均直径、胎芽大小、胎儿的头臀长判断孕周。

确定胚胎个数

B 超可通过孕囊的个数判断是否为多胎妊娠，并且判断影响多胎宝宝预后的最重要因素：绒毛膜性即绒毛膜有几层的问题，同时可鉴别出葡萄胎等妊娠期滋养细胞疾病。

发现生殖系统异常

B超可了解子宫是否畸形、是否有肌瘤以及附件区是否有肿物等，有助于排除身体隐患，提高妊娠分娩的成功率。

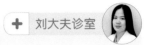

刘大夫诊室

什么是宫外孕？如何预防宫外孕？

如果卵子受精后没有由输卵管迁移到子宫腔，而是留在了别的地方，这就成了宫外孕，医学术语叫作异位妊娠。最常见的宫外孕是输卵管妊娠，此外宫颈、卵巢甚至腹部都可能发生。如果宫外孕没有及时发现并治疗，会导致输卵管破裂，甚至造成大出血，危及孕妇生命。幸运的是B超检查最早在孕5周时就能发现宫外孕，及时的药物治疗和手术，不但能避免输卵管破裂，还能保住孕妇的生育能力。所以，早发现、早治疗对宫外孕防治意义重大。

子宫内膜异位、盆腔感染、输卵管手术史、吸烟的女性是宫外孕的高危人群。据统计，近年来宫外孕发病率上升的主要因素是反复人流。因此，尚未有生育计划的女性最好做好避孕工作。此外戒烟戒酒，注意经期卫生，孕前尽量积极治疗妇科疾病，尤其是输卵管的问题，对宫外孕预防有良好的作用。

怀孕早期，如果有突发性腹痛、阴道出血、腹泻等症状出现，孕妈妈要尽早到医院就诊。曾经患过宫外孕的女性，再次患宫外孕的风险增加，这类女性如果怀孕，最好在停经后6周内到医院做一次全面的早孕检查，以排除宫外孕。

特别提醒

● 一胎剖宫产后怀二胎的妈妈不要轻易放弃早孕B超检查

第一胎是剖宫产，会在子宫上留下疤痕，如果子宫的疤痕伤口愈合不佳，怀二胎时发生疤痕妊娠的概率增大。早孕B超能查看胚胎着床部位，可及时发现疤痕妊娠风险，所以二胎妈妈应进行早孕B超检查，以有效降低疤痕妊娠并发症对母婴的影响。

　　胎囊的位置在子宫底、前壁、后壁、上部、中部都是正常的，怀孕 6 周时胎囊的检出率为 100%。下图是常见早孕 B 超单。

　　B 超通常在孕 6~8 周（从末次月经开始算）可看到胎心，如果空孕囊直径 ≥ 25mm 未见胚芽，或胎芽长 ≥ 7mm 仍未见到胎心，就意味着胚胎停育。如果未见胎芽只有孕囊或有胎芽但未见胎心，而孕囊或胎芽长度数值达到上述标准，则首先要核实末次月经时间、月经周期、同房时间、排卵时间等。如无误，一般间隔 7~10 天再复查 B 超才能确诊。

妊娠囊

胎芽

羊水

子宫

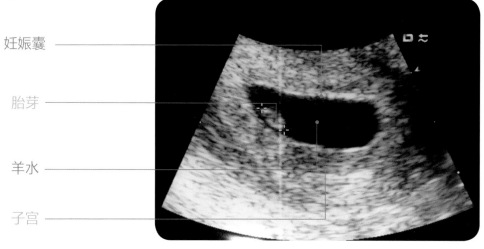

● 年龄 35 岁以上或有过流产史的女性，早期孕检时最好进行 B 超检查

特别提醒

　　随着年龄增大，超过 35 岁的孕妈妈孕期的风险有所增加，而既往流产可能造成子宫内膜损伤、子宫肌弹性下降、子宫壁薄，这些都会使女性怀孕后并发症风险增加。因此，这类女性怀孕后最好进行早孕 B 超检查，确保孕期健康、顺利。

当先兆流产发生后

如果怀孕确诊后又出现阴道出血，医生就会诊断书上写上："先兆流产"。不过，先兆流产不代表就会流产，我们要调整心态，积极配合医生安排的检查，找到原因，对症治疗。医生首先会安排妇科检查、B超检查，以排查阴道流血是否与感染、阴道或宫颈病变、子宫发育异常、肿瘤、宫外孕、葡萄胎等有关。同时，医生还会安排抽血，检查血液中的孕酮、hCG以及甲状腺功能等。

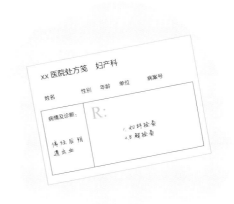

B 超检查

通过B超检查，一可了解胚胎是在子宫内还是在子宫外，从而排除宫外孕；二可确定单胎还是多胎，胚胎是否存活。此外，B超检查还能了解孕囊大小是否符合孕周，从而推断胚胎发育是否理想。

妇科检查

医生需要用窥具做阴道检查，不用担心，这并不会增加流产风险，主要目的是查看流血量、颜色、来源，同时检查阴道、宫颈有无病变，宫颈口是否扩张，有无组织物嵌顿宫颈口，子宫大小与停经周数是不是相符，有无压痛，子宫形状及双附件区有无包块压痛等。

hCG 值

导致先兆流产的原因很多，医生会通过 B 超和妇科检查评价胚胎的发育情况，然后通过测定 hCG 值及孕酮来进一步判断绒毛活性和孕激素水平。

hCG 是人绒毛膜促性腺激素的缩写，是受精卵滋养细胞分泌的一种糖蛋白激素，在受精卵着床时就开始产生。通过动态监测血液中 hCG 的浓度变化，可对早孕、流产、异位妊娠和妊娠滋养细胞疾病进行判断。检测结果中比较常看到 β–hCG，这是因为 hCG 由 α 和 β 二聚体的糖蛋白组成，而 β–hCG 更具有特异性。

虽然 hCG 的个体差异很大，但正常情况下，hCG 每 1.7~2 日就会上升 1 倍，直至 7~12 周达到峰值后下降。因此 hCG 检测结果是否翻倍，比单个检测值更能说明问题。正因如此，hCG 至少要检测 2 次以上更有意义。

出现先兆流产症状时，如果 hCG 翻倍正常，则说明绒毛活性是正常的；如 hCG 翻倍不好或逐渐下降，则有流产或胚胎停育的可能。

孕酮

孕酮又名黄体酮，是一种天然的、维持妊娠必需的孕激素，能帮助胚胎着床，防止子宫在分娩来临前收缩，还有促进乳腺发育的作用。发生先兆流产时，若孕酮值有下降的趋势则流产的可能性很大。孕酮的值因人而异，不同女性之间的孕酮检测值并无太大的可比性，反而是同一个人前后孕酮值的变化更能说明问题。国内多数医院的参考值是孕酮的含量 ≥ 25ng/ml 为正常，若孕酮含量在 15~25ng/ml 之间则表明黄体功能有欠缺；若孕酮含量 ≤ 15ng/ml，则不但流产风险高还可能存在异位妊娠风险。国外孕酮 ≥ 10ng/ml 为正常低限，所以一定要由医生来判断和针对性治疗。

hCG 翻倍不好，孕酮下降

这种情况说明胚胎的发育情况不好，是非常不利的，甚至有可能胚胎已经停止发育。如果结合 B 超检查没有探测到胎心，或者没有发育的胎芽或者胎芽萎缩，医生会建议放弃妊娠。遇到这种情况孕妈妈应听从医生的指导，早做决定，及时处理，这时候盲目保胎是没有意义的。

hCG 翻倍正常，孕酮值低

这说明胚胎绒毛活性很好，可能是 hCG 促孕酮功能不行，或是母体黄体功能先天不足。如果有出血现象或孕妈妈年龄偏大，可考虑孕激素补充治疗。

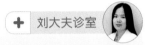
➕ 刘大夫诊室

先兆流产时要不要保胎？

先兆流产是指妊娠 28 周前出现少量阴道流血，可表现为暗红色或血性白带，同时可能伴随有阵发性下腹痛及腰背痛。如进行妇科检查，则不会发现明显异常，如宫颈闭合且子宫大小与停经周数相符。发生先兆流产要注意休息，避免剧烈运动，最重要的是放松心情，大多数会正常妊娠下去。

先兆流产时要不要保胎，不是一概而论的，主要看导致流产的原因。一部分流产的发生与孕卵及胚胎发育异常有关，另一部分是由于孕妈妈身体病变或外界影响。从遗传角度来看，自然流产是一种自然淘汰，勉强保胎并没有多大意义，保胎也较难成功。医生会评估孕妇妊娠是否高危，是否为珍贵儿，参照血 hCG、孕酮的值综合判断保胎的价值。如非上述情况，对于单纯年轻育龄妈妈来说，血值正常，阴道仅有少许流血，可以不用药物干预，观察即可。

替你问医生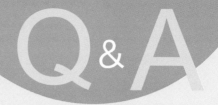

1

Q: 停经几天后可以用验孕试纸验出怀孕?

A: 精子和卵子结合成受精卵后，6~7天左右在子宫内膜着床，7~10天人绒毛膜促性腺激素hCG才能进入尿液，但此时hCG量甚少。用试纸验孕的话，对于月经规律的女性来说，一般可在停经3天后测试是否怀孕，但如果过了7天后再测，准确率更高。还有一个可以分享给孕妈妈的小窍门：用晨尿做检测，结果更准确。

2

Q: 怀孕后要注意哪些方面?

A: 怀孕后最重要的事是调整心情、调整生活方式，用享受的心态来度过这一特别又非常有意义的时期。良好的情绪对孕育健康聪明的孩子有益，怀孕后要注意调适情绪，保持心情舒畅。在孕早期每天继续补充叶酸400μg，以预防胎儿神经管畸形。胎儿生长发育完全靠母体提供营养，怀孕后要注意饮食均衡，保证充足的营养素摄入，避免营养不平衡。在环境方面，孕妈妈要避开可能被致病微生物感染的环境，比如人多拥挤、通风不良的环境；胚胎和胎儿对射线较为敏感，所以怀孕后应避免长期、大量接触放射线。烟、酒是导致胎儿生长发育迟缓、早产、流产甚至畸形的因素。所以，孕妈妈不但要戒烟、酒，而且要避开烟雾弥漫的环境，避免吸入二手烟。从事有毒作业的女性在怀孕之后，应及时调换工种。

Q: 验孕时做 B 超有影响吗?

A: B 超是孕期很好的辅助检查，是有效开展孕期监护的重要手段。从原理上讲 B 超是一种超声波传导，不是电离辐射和电磁辐射，医学使用的 B 超是低强度的，所以目前在各医院产科中使用的 B 超检查对胎儿是安全的。但是，也并不鼓励非医疗目的 B 超检查。为了宝宝的健康，我们既不用回避 B 超检查，也不必自行增加。孕期到底需要在什么时候做 B 超，医院方面有详细的安排。有些为排除特殊疾病而增加的 B 超检查也需要听从医生建议。

Q: 昨天被诊断为先兆流产，是不是一定会流产，我应该注意什么?

A: 即使出现先兆流产的症状，处理得当也是有希望继续妊娠，生下健康宝宝的，所以被诊断为先兆流产的孕妈妈不必过于惊慌焦虑。有的孕妈妈出现先兆流产症状后就减少活动，完全卧床休息，24 小时都躺在床上不动，甚至连大小便都不下床。精神持续紧张，心理压力过大对胎儿的正常发育是没有帮助的。

发生先兆流产后，要保证足够的休息，避免剧烈运动，保持情绪稳定、放松，认真听取医生建议，如腹痛、流血等症状加剧，随时就诊。此外应避免刺激子宫，因此要禁止性生活，并避免不必要的阴道检查。同时应减少下蹲动作，避免颠簸和振动，并尽可能防止便秘和腹泻。保持积极稳定的情绪，适当轻微活动更利于安胎。

要知道，在整个受孕人群中，临床妊娠的自然流产率大约为 10%~15%。如果把临床上无法察觉的"生化妊娠"也加进去的话，流产率可高达 50%~60%。随着年龄的增加，流产率也会上升，在 35 岁时约为 25%，40 岁时约为 35%。大部分情况下的流产都是胚胎本身的原因，是一个自然淘汰的结果，在发生难以避免的流产时我们难免会觉得很悲伤、痛心、心力交瘁，甚至自责，这些都是面对流产正常的情绪，在用适当的疏导方式疗愈了这个伤痛后，还可以抬头往前，积极准备下一次怀孕。

5

Q: B 超结论为看见孕囊，不见胚芽，是不是就说明有问题？

A: 有的孕妈妈一看 B 超结论为看见孕囊，不见胚芽，就非常担心，但实际上与其担心不如注意观察身体状况。很多时候只要没有异常，1 周后复查，就能测到胚芽和胎心，这种情况往往和月经期推算错误有关。B 超仅见孕囊，未见胎芽和卵黄囊时，分两种情况：① 平均孕囊直径 ≥ 25mm 时，胚胎停育诊断成立，医生会建议终止妊娠并和你讨论处理方案。② 平均孕囊直径＜ 25mm 时，先不用担心，可能与月经周期长或胚胎着床晚有关，建议 1 周后复查，多半会出现胎芽和胎心，当然也有小部分会发展为第 ① 种情况。

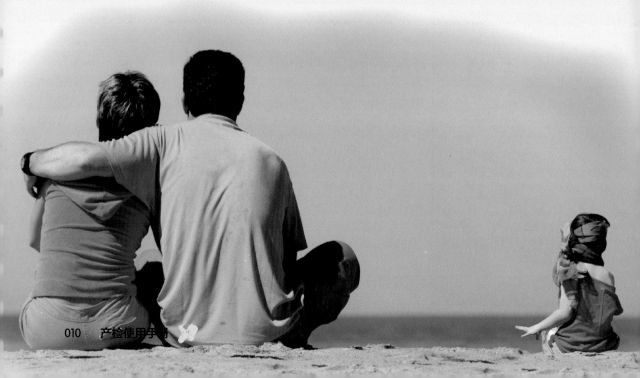

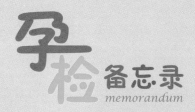
孕检备忘录 *memorandum*

发现自己要做妈妈啦！从现在开始，你的肚子里就有了一个小生命，你要和他共度40周朝夕相伴的时光了。所以，放松心情，开始人生的新旅程吧。

下次产检预约时间

本次孕检医生特别提醒 & 建议

写给宝宝

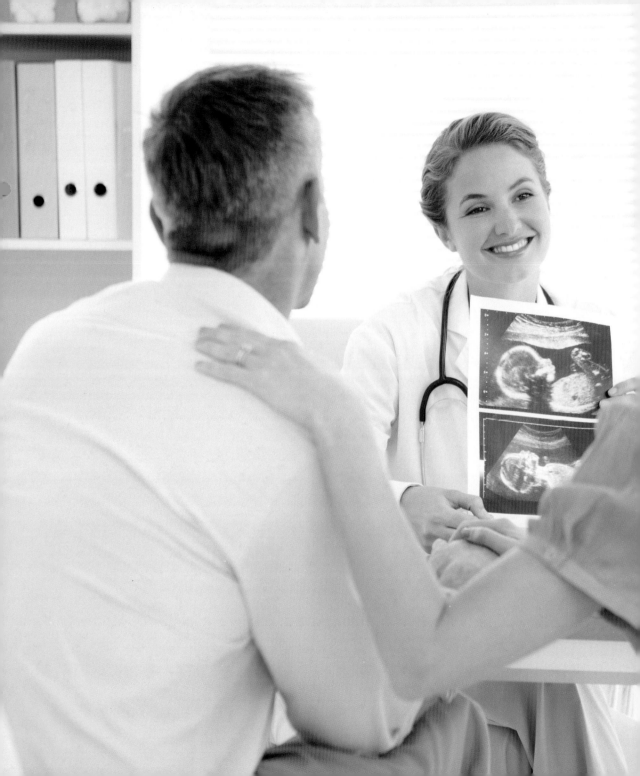

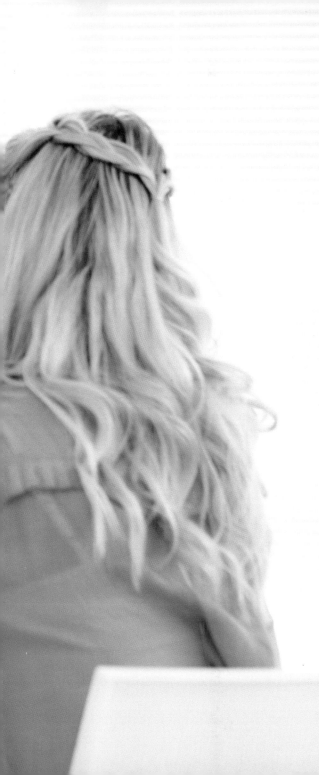

孕 12 周

重点项目

唐氏儿筛查

正常情况下孕妈妈在孕 12 周左右进行第 1 次系统的检查。在我国大多数地区第 1 次产前检查也是建立《母子健康档案》的时间。因为不同医院检查项目会稍有差异，并且要在围产期建档，加上医院床位有限，需要提前安排产妇入院计划。因此，建议大家在计划分娩的医院进行产检。

常规检查

从第 1 次产检开始，每次产检都要进行常规检查，以定期监护孕期妈妈的身体状态和胎儿生长发育情况，及时发现并防范异常变化。常规检查包括：测量体重、测量血压、尿常规检查、多普勒听胎心，20 周后还要增加宫高和腹围的测量。

体重

体重是反映孕期营养的重要指标。通过体重监测，我们可以了解体重变化，能有效管理孕期营养，避免因营养不良或过剩造成的危害。控制孕期体重合理增长，对降低孕期和分娩危险，确保母婴健康起很大作用，因此测量体重是每次产检时都要做的一件事。女性孕前体重指数 BMI 是孕期体重控制目标设定的基础，孕期体重增长多少需要根据孕前体重指数 BMI 确定，指数偏小体重可适当增加，指数偏大体重就不能增加太多。

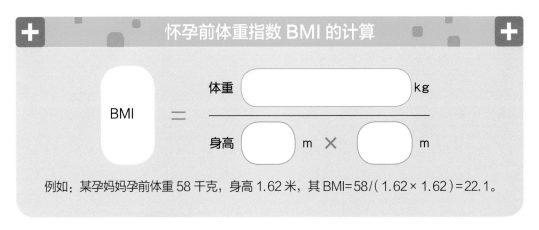

怀孕前体重指数 BMI 的计算

$$BMI = \frac{体重 \quad kg}{身高 \quad m \times \quad m}$$

例如：某孕妈妈孕前体重 58 千克，身高 1.62 米，其 BMI=58/（1.62×1.62）=22.1。

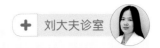

不同 BMI 值的孕期体重增长目标

孕期体重增长多少需要根据孕前体重指数 BMI 确定，指数偏小体重可多增加点，指数偏大体重就不能增加太多。

对孕前标准 BMI 的孕妈妈来说，孕初期（0~3 个月）增加 1~2 千克，中期（4~6 个月）增加 5~6 千克，末期（7 个月~出生）增加 5~6 千克较为合理。

孕前 BMI	类型	孕期体重增长目标
18.5 以下	偏瘦	12.5~18 千克
18.5~23.9	标准	11.5~16 千克
24~27.9	超重	7~11.5 千克
28 以上	肥胖	5~9 千克

血压

女性怀孕后身体变化大，内脏负担重，有可能发生妊娠期高血压疾病，这会严重影响母婴健康。在我国，妊娠期高血压的发病率约为 5%~12%，是产科常见疾病。所以每次产前检查都要测量血压，这样妊娠高血压疾病就能早发现早治疗。

有时血压会随着身体状态、精神状态的变化在测量过程中有些高低起伏，这些都属于正常状态。但如果超过下面的数值，并连续两次以上都是这个结果（同一手臂至少 2 次测量），医生就会安排更进一步的身体检查。

判别标准 收缩压≥ 140mmHg 和（或）舒张压≥ 90mmHg

　　如果血压超过判别标准，医生会进一步安排眼底、凝血指标、心肝肾功能、血脂、血尿酸等检查，同时还会针对胎儿进行 B 超、胎心监护及脐动脉血流等特别检查，以了解血压对胎儿发育的影响，从而判断病情轻重，决定治疗方案。

多普勒听胎心

　　多普勒听胎心是指用多普勒胎心听诊仪来听胎儿的心跳，它可以通过一种特殊的传感器将孕妇肚子里的信号放大，以观察和了解胎儿在子宫内的状况。此时用普通的听诊器还不能听到胎儿的心跳，但多普勒胎心听诊仪会把胎儿的心跳声放大，让人清晰地听到胎儿的心跳声。胎儿的心跳声也称胎心音，胎心音正常、有力，说明胎儿在宫内状态良好。

正常标准　110~160 次 / 分钟

特别提醒

　　虽然用多普勒仪最早可以在怀孕 10 周就能听到宝宝的心跳声，但具体时间因人而异。如果怀孕 12 周以上听不到胎心音，则需要进一步做 B 超检查诊断。

　　影响听到胎心的因素很多，包括胎儿的位置、胎盘的位置、子宫的位置（前、后）。如果月经周期不规律或怀孕日期计算偏差，也可能产生胎心出现晚的情况。

　　当你听到宝宝的心跳声时，只要在正常范围内即可，不要试图比较不同宝宝的心率，每个宝宝的心率是不同的。

尿检

怀孕后新陈代谢加快，肾脏的负担加重，尿检是排查妊娠高血压综合征、糖代谢及泌尿系统感染等疾病的有效方法。所以医生每次产检都会安排尿检，重点是观察尿蛋白。

尿检常见项目及说明

	正常值或现象	解释说明
颜色（COL）	淡黄色或深黄	饮食、运动、出汗会影响尿液颜色。
透明度（Clr）	透明无浑浊、沉淀	放置时间长会有晶体析出，或出现浑浊。
酸碱度（PH）	PH5.0~8.0	参考值为6.0，呈弱酸性。
尿比重（SG）	1.005~1.030	其数值为肾脏功能提供参考。
尿白细胞（LEU）	阴性（—）	呈阳性时要注意观察身体有无其他症状，然后再决定下一步的处理。
尿酮体（KET）	阴性（—）	早孕反应严重者往往呈阳性，程度从 +~++++ 不等，进一步检查诊断后，可判定是否需静脉输液，以维持体内液体、酸碱及电解质的平衡。

	正常值或现象	解释说明
尿亚硝酸盐（NIT）	阴性（—）	呈阳性需排查膀胱炎、肾炎等。
尿胆原（URO）	阴性或弱阳性	呈阳性要排查肝脏、溶血性黄疸等疾病。
胆红素（BIL）	阴性（—）	呈阳性要排查肝胆疾病。
尿蛋白（PRO）	阴性（—）	超过 150mg/24h，则视为蛋白尿，需引起重视，并测 24 小时尿，同时注意随诊。
尿糖（GLU）	阴性	受饮食干扰结果可能呈阳性，需取清晨中段尿复查。
隐血（BLO）	阴性	阳性需查验泌尿系结石、肾炎、膀胱炎等。
抗坏血酸（VC）	阴性	若 VC 阳性，则表示其他相关结果的准确性存在疑问。

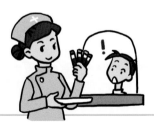

✦ 特别提醒

　　取尿样的时候，孕妈妈应用湿巾清洁外阴，并留取中段尿液，防止尿样被污染，影响化验结果的准确性。

血检

怀孕后，孕妈妈的身体会有很多变化，有些变化很明显，比如腹部变大、乳头颜色变深、体重增加、变得易疲劳等；有些变化是你根本察觉不到的，尤其是胎儿的生长发育（除了到中后期，你能感受到胎动外），几乎都是孕妈妈们感受不到的。

因此，为了可以更精确地了解怀孕的进展是否正常，血液检查几乎成为每次产检的必查项。通常在第 1 次产检时血液检查涉及的项目最多。

血型

一般查两种血型系统：ABO 血型及 Rh 血型。ABO 血型分为 A、B、O、AB 四种类型；Rh 血型是根据人体血液红细胞上是否有 Rh 凝集原分为 Rh 阳性和阴性。

这样，A、B、O、AB 四种血型就又被划为 Rh 阳性和 Rh 阴性两种。Rh 阴性中国人比较少见，所以老百姓又称之为"熊猫血"。

血型检查是基础检查项目之一，必需且重要，其目的一是防止围产期急症输血所需，二是监测、预防血型不合引起的妊娠并发症，如胎儿水肿、贫血、新生儿溶血性黄疸等。

> **特别提醒**
>
> ABO 血型不合和 Rh 血型不合表现不同，对母婴危害不同，需要与医生沟通，制定监测管理方案。目前在孕 12 周时常规对每一孕妇查血型抗体。

血常规

　　血常规报告内容较多，各项临床意义不同，分为红细胞系统、白细胞系统和血小板系统三大类，医生常叫它们为"红系"、"白系"和"板系"。一般医生会比较关注红细胞系统里的"血红蛋白"，因为它是判断贫血与否的关键指标；此外，"血小板计数"与凝血功能有关，具体各项目说明见下表。需要特别说明的是，各指标数值还需结合临床症状和其他检查对判断疾病才有意义。我们切不可只看数据的高低来判定自己的身体健康状况。

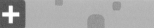 应重点关注的血常规项目

	项目	正常值	解释说明
红细胞系统	血红蛋白	110~160g/L	血红蛋白是血常规项目中的主要指标之一，血红蛋白小于正常值就说明贫血。
	血细胞比容	33%	结合血细胞比容和红细胞平均容量值可推断贫血的类型，如果是缺铁性贫血就需要补铁。
	红细胞平均容量	70fL	
白细胞系统	白细胞数计数	（4~10）×10^9/L	身体有炎性感染、出血、中毒等状况时白细胞会表现为增多。
	中性白细胞百分比	0.5%~0.7%	增多表明身体有炎症，需做进一步诊断。
	淋巴细胞百分比	0.2%~0.4%	患结核、百日咳等疾病时数量会增多。
	嗜酸性粒细胞百分比	0.005%~0.05%	患寄生虫病、过敏性疾病及某些皮肤病时会增多。
	单核细胞百分比	0.01%~0.08%	急性传染病恢复期增多较常见。
血小板系统	血小板计数	（100~300）×10^9/L	如果血小板低于100×10^9/L，会影响凝血功能，需要血液科会诊。

其他血液检查

红细胞抗体筛查和滴度

通过红细胞抗体筛查可以尽早发现 ABO 溶血和 Rh 溶血的风险，以便降低和控制溶血对胎儿的不良影响。

检测结果　　　阴性 / 阳性

如检查结果为阳性要进行滴定度检查，根据查出的抗体实际凝集比例倍数，再确定相应的治疗方案。

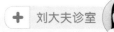

十 刘大夫诊室

什么是 ABO 溶血?

　　孕妈妈是 O 型血，准爸爸不是 O 型血，而是 A 型、B 型或 AB 型中的一种。那么孕期或分娩时，宝宝体内的红细胞就可能进入孕妈妈体内，使孕妈妈产生免疫抗体。抗体一旦通过胎盘就会破坏宝宝的红细胞，引起溶血，导致胎儿贫血，心脏、肝脾肿大甚至缺氧，而且抗体滴度越高危害越大。不过，并非所有 O 型血孕妈妈和 O 型外其他血型的准爸爸生的宝宝都会发生溶血，大约有 1/4 左右的宝宝会出现和妈妈血型不合的状况。

什么是 Rh 溶血?

　　Rh 溶血是指 Rh 阴性血的妈妈，如果怀上的胎儿是 Rh 阳性血，只要妈妈之前因输血或已分娩过 Rh（＋）的宝宝又没有做预防免疫，或有流产史等其他原因，使血液中存在抗 D 抗体时，就会导致胎儿血液中的 Rh 阳性红细胞发生溶血反应，危害到胎儿的健康。因此如果妈妈是 Rh 阴性血，就要做红细胞抗体筛查及滴度，以提早应对溶血伤害。

促甲状腺激素检查

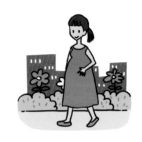

促甲状腺激素是腺垂体分泌的促进甲状腺的生长和机能的激素，通过这项检查可观察甲状腺功能是否正常，以避免和控制因甲状腺分泌功能异常而引起的妊娠并发症及对胎儿神经系统发育的影响。

孕 12 周前正常范围	TSH < 0.1 可疑甲状腺功能亢进（甲亢） TSH > 2.5 可疑甲状腺功能减低（甲减）

无论哪种情况都需要进一步检查，以确定是否需要药物治疗。如果怀孕前就患有甲亢或甲减，并一直在服药，那么孕期用药量的增减或调整请务必遵从医嘱。

糖化血红蛋白检查

糖化血红蛋白是人体血液中红细胞内的血红蛋白与血糖结合的产物，反映的是近两个月内血糖的水平，通过糖化血红蛋白可对糖尿病进行筛查、诊断和监测。

正常范围	< 6.5%

如果检查结果大于 6.5%，可诊断为妊娠前糖尿病，需请内分泌科会诊，医生会根据病情给出针对你个人的饮食、运动方案及判断是否需要胰岛素治疗。凭借专业的治疗护理和自我照顾管理，糖尿病孕妈妈是完全有可能生下健康宝宝的。

 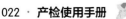

人类缺陷免疫病毒Ⅰ+Ⅱ

这是确认孕妈妈是否感染了艾滋病病毒的检查，艾滋病是"获得性免疫缺陷综合征"的直译名称，是一种严重破坏人体免疫系统的疾病，是性传播疾病，其病原体是人类免疫缺陷病毒（HIV病毒）。该病毒会破坏人体的免疫能力，导致免疫系统失去抵抗力，从而导致各种机会性感染及癌症的发生，最终致人死亡。

检测结果 阴性/阳性

正常孕妇HIV抗体为阴性，如果感染了HIV病毒，艾滋病抗体结果呈阳性，那么最好去传染病专科医院做进一步检查、诊断和治疗。

梅毒血清学检查

梅毒是由梅毒螺旋体引起的一种性传播性疾病，如果孕妇患有梅毒可通过胎盘直接传给胎儿，从而使新生儿有患先天梅毒的可能。同时，又因为梅毒会引起多种出生缺陷及死胎，所以关于梅毒的检查也是第1次产检的必查项目。

检测结果 阴性/阳性

一般来讲，病毒会在怀孕4个月时到达胎盘，在这之前进行治疗，几乎可以阻止它对胎儿的伤害。

风疹病毒抗体检查（IgG、IgM）

风疹病毒是引起风疹的一种急性传染病的病毒，孕妇是易感人群，感染率较常人要高出5倍，孕周越小，胎儿致畸率越高。即怀孕第1个月受到感染比第3个月时受感染造成新生儿出生时严重缺陷的可能性要大。随孕周的增加，风险呈递减趋势。

检测结果　　阴性/阳性

如果 IgM(+)，IgG(+)/(−) 说明过去曾受感染，或者正在受新的感染，需要做 IgG 亲和力，帮助我们确认感染时间。如果 IgG(+)，IgM(−)，说明既往接种过疫苗或感染，体内已有抗体产生，有保护作用。

如果你没有抗体，现在也没有患病，接下来要做的是孕期里的防范措施。尤其是二胎怀孕妈妈，如果大宝正在被感染，那么孕妈妈严格的隔离措施是必需的。

特别提醒

如果 IgG(−)，建议在下一次怀孕前接种风疹疫苗后 1 个月再怀孕。

丙型肝炎筛查

丙型肝炎是由丙型肝炎病毒引起的一种肝脏疾病，丙肝病毒会经由母婴垂直传播。临床上，利用血清学检测来筛查抗丙肝病毒抗体，可确定是否受到丙肝病毒感染。

检测结果　　阴性/阳性

当抗丙肝病毒抗体的检测呈阳性反应时，需对丙肝病毒核糖核酸进行核酸检测。如果孕妈妈确诊为被丙肝病毒感染，则建议去传染病专科医院进行检查处理。

乙肝五项

乙肝病毒可通过胎盘感染胎儿，是母婴传播疾病的一种。乙肝五项也称为乙肝两对半，包括乙肝表面抗原（HBSAg）、乙肝表面抗体（抗 −HBS）、e 抗原（HBeAg）、 e抗体（抗-HBe）、核心抗体（抗-HBc）。乙肝五项检查，便是抽取静脉血来检测血液中乙肝病毒的血清学标志。

检测结果　　阴性/阳性

乙肝五项及说明

检测项目	说明
乙肝表面抗原	一般在感染乙肝病毒1~2周后出现，如检测结果为阳性，就意味着感染乙肝病毒。
乙肝表面抗体	是体内对乙肝病毒免疫和保护性抗体，多在恢复期出现阳性。此外，接受过乙肝疫苗注射也会呈阳性。
e抗原	通常在乙肝病毒感染后，表面抗原阳性同时，或其后数天便可测得阳性。
e抗体	在抗原转阴后数月出现阳性。
核心抗体	一般在表面抗原阳性出现后3~5周，乙肝症状出现前便会呈阳性。

特别提醒

　　如检查发现孕妈妈感染乙肝病毒，则需进一步检查肝功能、乙肝病毒DNA载量，以判断病情的严重程度和是否需要抗病毒治疗。为了降低新生儿的感染率，按照常规应在宝宝出生后12~24小时注射乙肝疫苗和免疫球蛋白，实行双联免疫。

肝肾功能检查

怀孕后孕妈妈的肝脏和肾脏负担会有所增加，肝肾功能检查是通过血液中的胆红素、酶、蛋白类物质的变化，了解肝肾的代谢与排泄功能状况。

✚ 肝肾功能常见项目说明 ✚

化验项目	单位	参考范围	说明
谷丙转氨酶（ALT）	u/L	0~38	可反映肝细胞受损的情况，临床上往往把 ALT/AST 的比值作为一个诊断指标和病情监测指标。
谷草转氨酶（AST）	u/L	0~38	
总蛋白（TP）	g/L	60~85	这三项主要反映的是肝脏的合成功能，如果蛋白质降低就表示肝脏合成功能受损害。
白蛋白（ALB）	g/L	35~55	
球蛋白（GTB）	g/L	20~35	
总胆红素（T-BiLi）	umol/L	2.0~20.4	主要反映的是肝细胞的代谢功能，肝细胞损伤时这三项指标会升高。
直接胆红素（D-BiLi）	umol/L	0~6.8	
间接胆红素（I-BiLi）	umol/L	0~14	

化验项目	单位	参考范围	说明
血清尿素氮（BUN）	mmol/L	3.2~7.2	尿素氮与肌酐同时升高，说明肾脏有严重损害。
血肌酐（Cr）	umo/L	7~18	

特别提醒

　　进行肝功能的血液生化检查，抽血前要保证8~12小时空腹。在肝功能检查前一天要清淡饮食，不要服用药物，同时保证充足的睡眠。

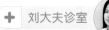

转氨酶升高需要吃药吗？

　　在这个阶段可能有的孕妈妈会出现转氨酶轻度升高，这与怀孕后代谢加快、肝肾脏功能负担重有很大关系。只有转氨酶升高超出一倍以上才做病理性考虑，轻度升高时并不具有诊断意义，因为劳累、睡眠不好、进食量少以及胎儿的骨骼生长都可能引起转氨酶的轻度升高。当转氨酶出现轻度升高时，不必用药，在家注意饮食和休息，少吃油腻东西。一个月后复查，根据复查结果和临床症状再确定是否用药。很多孕妈妈经过休息和调整后可以自然恢复到正常水平。

白带和宫颈刮片检查

女性怀孕后如果阴道内有滴虫、霉菌等存在，很容易引起上行性感染，影响胚胎发育，诱发流产。因此，医生都会安排第1次产检时进行白带和宫颈刮片检查。

白带

白带检查就是从阴道取少量的细胞样品，放在玻璃片上，然后在显微镜下观察是否异常的一种检查方法，可发现和诊断如滴虫性阴道炎、霉菌性阴道炎、细菌性阴道病等微生物感染。

检测结果 　白带清洁度Ⅰ～Ⅳ度；念珠菌或滴虫：阴性/阳性

正常情况下白带清洁度应为Ⅰ～Ⅱ度，如果白带清洁度为Ⅲ～Ⅳ度，并伴有瘙痒、异味等症状，说明孕妈妈患有阴道炎症，需要咨询医生进行治疗。如果仅仅是白带清洁度为Ⅲ～Ⅳ度，并无任何异常症状，可暂不做治疗，但需继续观察。如念珠菌或滴虫呈阳性，说明有感染，需进行相应的治疗，治疗方案应咨询医生。

特别提醒

孕妈妈在孕期应保持阴部清洁、透气、干燥，尽量穿纯棉质地内裤，避免穿紧身内裤和连袜裤，并且不能用水灌洗阴道，以免破坏阴道菌群的平衡。

宫颈刮片

宫颈刮片是宫颈细胞学检查，用来进行宫颈癌的筛查。具体操作方法是用一个小刷子在宫颈上取宫颈细胞放入液体瓶受检。通常需要 1~2 周的时间出结果。

检测结果 未见可疑细胞。

如检测结果发现不典型的细胞或其他异常，孕妈妈要及时与医生沟通，听取下一步治疗方案。

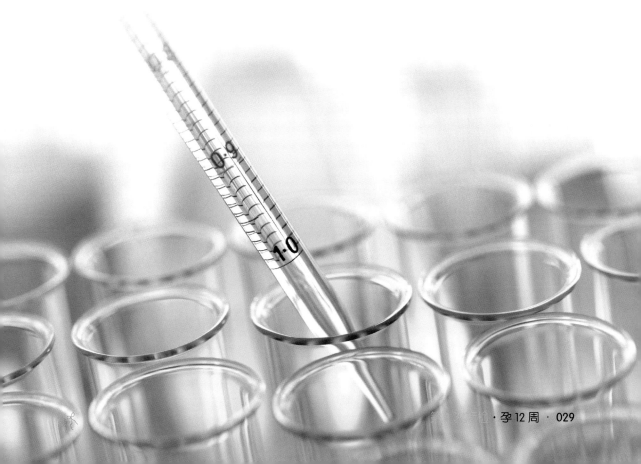

B超（查NT）

胎儿的颈后透明带（NT）是指胎儿颈部皮肤下的液体层，通常与胎儿的大小正相关，即胎儿越大，NT越厚。医学研究已证实，NT与胎儿染色体异常相关。特别是唐氏儿（21三体），其颈部透明带会增厚。因此这项检查就是通过用超声波测量宝宝后颈部皮肤下面积聚的液体，来筛查宝宝患有唐氏综合征或其他非整倍体染色体疾病及胎儿结构畸形的风险。如果判定为高风险，需要做绒毛活检或羊穿做产前诊断。

 刘大夫诊室

B超查NT是一种筛查胎儿异常的方法

B超查NT不能确诊胎儿是否患有唐氏综合征或有其他异常，而是帮助筛查上述异常的一个指标。如果NT被认为是高危，先去有产前诊断资质的医院做超声诊断决定处理方式。如继续妊娠，孕中期应进行胎儿心脏详细的超声心动检查以排除胎儿心脏缺陷。

NT筛查结果高危，说明胎儿患唐氏综合征的可能性高，并不意味着宝宝一定有问题。据统计测量值在2.5~3.5毫米之间的宝宝，80%以上可能是正常儿。另外，大约1/20的孕妈妈虽然检查诊断为高危，但她们也生下了健康的宝宝。因此，面临高危结果时应听取胎儿医学专家的建议来选择处理方案，既不要盲目地放弃也不要忽视胎儿的高危性。

异常标准 ▷ NT>3毫米。（但与胎儿头臂长有关）

下图显示的是一个颈后透明带为 1.3 毫米的正常宝宝，唐氏综合征的患病风险较低。

胎头　　　　上额　　　　鼻尖　下颌

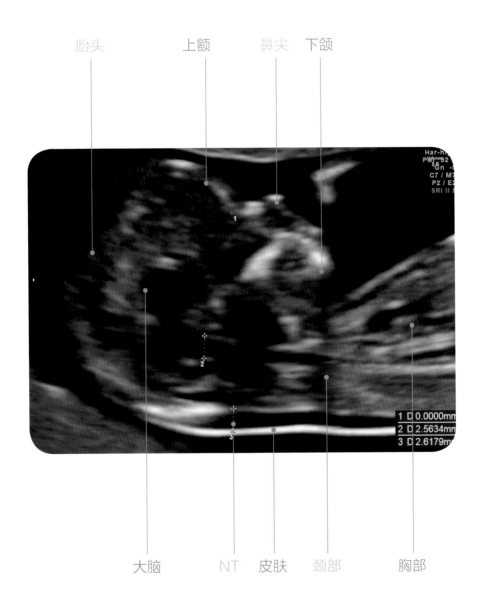

大脑　　　NT　皮肤　颈部　　胸部

特别检查

有些检查不需要每位孕妈妈都做，医生会根据孕妈妈的个人情况安排相应的医学筛查及诊断。

优生五项（TORCH 检查）

TORCH 又称孕前优生优育五项检查，"T"代表弓形虫，"R"代表风疹病毒，"C"代表巨细胞病毒，"H"代表单纯疱疹病毒，"O"代表其他的感染因素。这些病毒可通过胎盘传给胎儿，严重影响胎儿发育，会引起早产、流产、死胎及先天性畸形、功能障碍，而孕妇通常无症状或症状很轻。TORCH 筛查的指标包括 IgG、IgM 抗体、IgG 亲和力及病原体的分子诊断。

检测结果	阴性 / 阳性

病原体的分子诊断是 TORCH 感染的确诊诊断。感染 TORCH 后，体内的特异性抗体 IgM 和 IgG 都会升高，IgM 出现早，一般持续 6~12 周，而 IgG 出现晚，但会维持终生。所以如果查出 IgM 阳性，一般情况下说明是近期感染，但也不能简单地等同于近期感染，因为个别人 IgM 抗体持续阳性的时间长。IgG 亲和力可以帮助判断是近期感染还是远期感染。检测结果如果是 IgM 阴性，IgG 阳性，就不用太担心，这说明曾经感染过这种病毒，或接种过疫苗，已有免疫力，胎儿被感染的可能性很小。

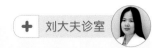
关于 TORCH 检查有以下四点建议：

① 最好孕前检查。

② 高风险人群进行筛查。

③ 去具有开展诊断能力的医疗机构做筛查。

④ 结果异常时，去诊断的医疗机构咨询检查，不要盲目地轻易终止妊娠。

孕早期唐氏筛查

唐氏筛查，是唐氏综合征产前筛查的简称。根据筛查的内容、时间不同，可有多种筛查方案：最常见的有 3 种，① 血清学加上超声 NT 的联合方案，如孕早期筛查。② 单独的血清学筛查，如孕中期就只是抽血查几项指标。③ 早唐加中唐序贯方案。结合孕周、母亲年龄、体重等各项信息，经过专业的筛查软件，计算出胎儿染色体异常的风险（假阳性率 5% 左右）。每种方案的检出率不同，检出率由高到低为③ ＞ ① ＞ ②。

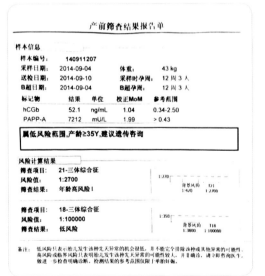

筛查结果 ▶ 风险率高 / 低

如果筛查结果显示为高风险，就需进行产前诊断——羊膜腔穿刺或绒毛活检。由于不同医院进行唐氏筛查时，采用的软件系统不同，进入分析的参数略有差异，得出的参考风险系数也不同。所以筛查结论应以你的医生诊断为准，如有疑问，可进一步咨询经验丰富的胎儿医学医生。另外，值得一提的是低风险无须做产前诊断检查，但低风险并不是"零风险"，因为这只是筛查。不过，大部分孕妈妈都会有一个好的结果，即：自己和宝宝一切正常。

＋ 刘大夫诊室

什么是唐氏综合征？

唐氏综合征又叫作21三体综合征，是指患者的第21对染色体比正常人多出一条。唐氏综合征患者会表现出智力低下，语言发育、行为有障碍，他们开始学说话的平均年龄晚，一般要4~6岁，且95％有发音缺陷；他们运动发育迟缓，动作笨拙、不协调；他们多具有双眼间距宽、两眼外角上斜、内眦赘皮、鼻梁低、舌体宽厚的容貌；他们的手掌通常为通贯掌。

绒毛活检

绒毛是组成胎盘的最小单位，和胎儿有相同的染色体，因此抽取绒毛膜细胞进行检验，可以诊断胎儿染色体异常或各种遗传性基因疾病。进行绒毛膜取样时，需将绒毛活检针经宫颈或经腹部穿入胎盘组织内，抽取少量的绒毛做染色体、基因分析。这种诊断方法是侵入性的，所以有导致流产感染的风险。但随着医疗技术的发展和医生技术水平的提高，这种风险率目前已降至1％以下。绒毛活检适用于孕早期筛查胎儿异常高风险的孕妈妈，包括胎儿B超后颈部透明带太厚、唐筛高风险，以及曾生育过先天性缺陷儿尤其是染色体异常患儿，或是夫妻双方有一方有染色体异常。

产前无创 DNA 检测

这是利用 DNA 测序技术对母体外周血中游离的胎儿 DNA 进行测序，来判断胎儿染色体是否异常的一种检测方法。这种方法的优点是筛查 21、13、18 号染色体异常时准确度高，并且仅需抽取孕妇静脉血就可完成检测，可以避免因为侵入性诊断带来流产、感染风险。缺点是费用高，目前仅用于 21、13、18 号染色体及性染色体异常的筛查。其筛查的检出率分别为 99.3%、97.4%、91.6% 和 91%，而假阳性率低。对于高风险又不愿意进行有创产前诊断的孕妈妈及有创产前诊断不适宜、流产风险大的孕妈妈来说，无创 DNA 检测无疑是一种比较可行的选择。但需要注意的是无创产前筛查仍然是一种筛查方法，不能取代诊断性检查如羊穿、绒毛活检或脐穿。

✚ 无创 DNA 检测适宜对象 ✚

① 年龄 ≥ 35 岁，唐筛结果为高风险，不愿选择有创产前诊断的孕妇。

② 孕期 B 超胎儿 NT 值高，被诊断为高风险或有其他解剖结构异常，不愿选择有创产前诊断的孕妇。

③ 有创产前诊断不适宜、风险高的孕妇，如胎盘前置、胎盘低置、羊水过少、Rh 血型阴性、流产史、先兆流产或珍贵儿等。

④ 羊水穿刺细胞培养失败不愿意再次接受或不能再进行有创产前诊断的孕妇。

⑤ 主动选择无创排除胎儿 21 三体、18 三体、13 三体综合征的孕妇。

⑥ 血清筛查阳性的孕妇以及对产前诊断有心理障碍的孕妇。

替你问医生 Q&A

6

Q: 孕期产检有什么用，必须查吗？

A: 孕期定期进行检查能连续观察了解各个阶段胎儿发育和孕妇身体变化的情况，例如胎儿在子宫内生长发育是否正常，孕妇营养是否良好；也可及时发现孕妇常见的并发症如高血压、糖尿病、贫血等，对于了解孕妈妈和宝宝健康发育情况，早期发现问题，及早纠正和治疗非常重要，是孕妈妈和宝宝安全度过孕期和顺利分娩的保障。孕期产检关系着优生优育，所以，做好产前检查对孕期健康意义很大，孕妈妈一定要认真对待每一次产前检查。

7

Q: 如果是二胎，还需要产检吗？

A: 每次妊娠对身体都是全新的考验，一些妊娠症状即使再次出现，也未必是因为同样的原因。女性孕育二胎年龄都比一胎时要大，有的甚至是高危孕产妇，如果因为觉得自己有经验了就忽视产检，很有可能会延误一些妊娠并发症的发现和治疗。而且比起初产妇，经产妇子宫、胎盘方面发生风险的可能性要高，因此孕育二胎时更需要做好产前检查。根据身体条件，如果有必要二胎孕妈还应根据医生的建议调整产检间隔时间和检查项目，以加强孕期监护，确保母婴平安。那种认为孕育二胎，自己有经验了，产检不必要的看法是不可取的。

Q: 产检医院怎样选？

A: 除非有特殊情况，按目前政策，在哪里产检就在哪里分娩，所以提前咨询，选好产检医院是很必要的。无论是公立医院还是私立医院，综合医院还是专业医院，首先要看口碑。可以向身边的人打听，也可以上网或找相关专业人士了解。医院的医术是否过硬，医院的特色是什么，能否做无痛分娩，能否指定（选）医生或助产士分娩，产房的情况如何，能否提供单人的产房，待产的产妇多不多，检查时排队时间长不长，医院的配餐以及收费如何等等，可全面了解并综合评估。最后还要考虑医院离家远近，选择就近的医院不但产检方便，遇到突发情况也能及时处理。

Q: 第一次产检要注意什么？

A: 产检的目的是动态监护孕期母婴的健康与安全，以保证孩子健康顺利出生。第一次产检时需要全面收集身体的各项基础数据，以便今后比对，所以检查项目多，需要时间长，去的时候可以给自己准备点水和小食品。另外，不少医院在第1次产检时都查肝功。因此，要记住：一定要空腹。

第一次产检时医生会了解既往病史、直系亲属及丈夫家族成员的健康情况等，这是为了判断怀孕风险的高低，所以一定要如实告诉医生，最好夫妻双方一起去。

测量血压时为了客观地反映血压的真实情况，活动后要静坐半小时再量；化验尿液时应留取中段尿。为了方便检查，要穿宽松、易脱的衣物，不要穿连裤袜。

第一次产检往往也是孕期保健档案的建立时间，各家医院建档所需资料不尽相同，最好提前咨询、了解预约建档医院相关要求，一次带齐所需资料。

10

Q: 产检费可以报销吗?

A: 参加生育保险的孕妈妈检查或生育应选择当地医保定点医疗机构；符合生育保险报销条件的，产假休完后一个月内由所在单位到孕妈妈参保地社保中心办理生育保险待遇结算。其中符合规定的产前检查费、生产费等进行生育医疗费定额结算。

以北京地区为例，即使有医保卡，产检费用也是由社保单独支付的。报销的金额会支付至孕妈妈所在单位银行账户，再由单位人事、财务安排汇入个人账户。

所以，孕妈妈产后报销产检费和领取生育津贴要多与单位相关人员沟通。

Q: 预产期怎么算?

A: 计算预产期的方法很多,最常见的是末次月经计算法,这适用于月经周期规律的女性,即:

预产期月份: 末次月经的月份加9或减3,月份大于3的,减3;月份小于或等于3的,加9;

预产期日: 末次月经日期加7,如得数大于30,减30月份数加1。例如:末次月经是2015年3月13日,其预产期约为2015年12月20日;末次月经是2015年5月28日,其预产期约为2016年3月5日。

月经不规律的女性或不记得末次月经日期时,医生会根据B超测得胎儿头臀长或双顶径来估算出胎龄,推算预产期。

Q: 建档需要什么资料?

A: 不同地区、不同时期建档时所需的资料及程序都有所不同,女性怀孕后可到社区的计生部门咨询。以目前北京的情况来说,首先拿着B超早孕确诊单去医院预约建档日期,然后到夫妻双方之一的户口所在地办生育服务证,拿到生育服务证后去社区医院领母子健康档案,等到了预约建档日期就拿着生育服务证、母子健康档案和身份证去医院检查,检查没问题就可以建档了。

Q: 我孕龄18周,B超估算16周,这有问题吗?

A: 这种情况,医生会首先核对预产期是否正确,这主要取决于两个因素:① 末次月经是否记得清楚;② 月经周期是否规律。如果上述两个因素都没问题,再核对从第一次B超开始胎儿的大小,如果从一开始宝宝就小2周,那可能受孕晚,着床晚,需要调整预产期。如果开始宝宝大小符合孕周,只有最后一次B超提示宝宝小,多提示宝宝可能存在发育迟缓问题。

14

Q: B超单提示宝宝 13^{+6}，但实际上我的孕周应该是 12 周，请问，这是表明宝宝长得太快么？

A: 与前一个问题类似，还是要看月经周期，末次月经日期、既往 B 超宝宝情况。如果核实后确实 B 超和末次月经推算孕周不符，相差 1 周以上时，根据 B 超调整预产期，也就是说 B 超更准，现在的孕周是 13^{+6}。

15

Q: 建档和产检是一回事吗？什么时候建档合适？

A: 建档是国家为保证女性围产期健康而开展的，对孕产妇进行动态管理与保健的一项制度。产检是这种围产期监护制度的具体实施，就是由妇幼保健部门和各级医院妇产科室在女性怀孕后，为其建立怀孕档案（孕妇保健手册），记录每次产前检查时本人与胎儿的情况及处理意见，直至产褥期结束（产后 6 周，但各地稍有差异，有的地区会延迟到产后 3 个月）。建档后孕妈妈定期接受产检，这对有效筛查、监护高危妊娠，降低孕产妇和围产儿的患病率、死亡率，健康顺利怀孕有非常重要的意义。因此孕妈妈应在怀孕 12 周左右时去医院建档。

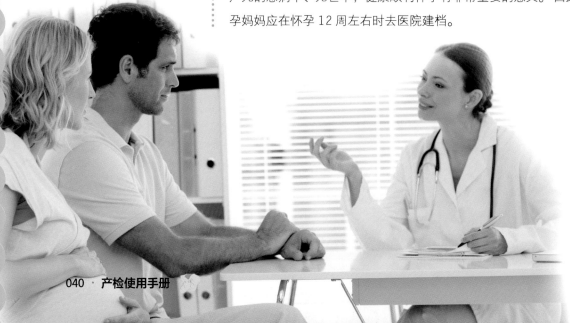

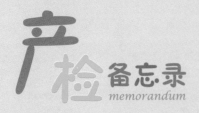

产检备忘录
memorandum

血钙低到一定程度就会引起抽筋，所以孕妈妈从现在开始就要多喝牛奶，每天多吃一些高钙食品。另外还可适当进行室外活动，多接触日光照射。

下次产检预约时间

本次产检医生特别提醒 & 建议

写给宝宝

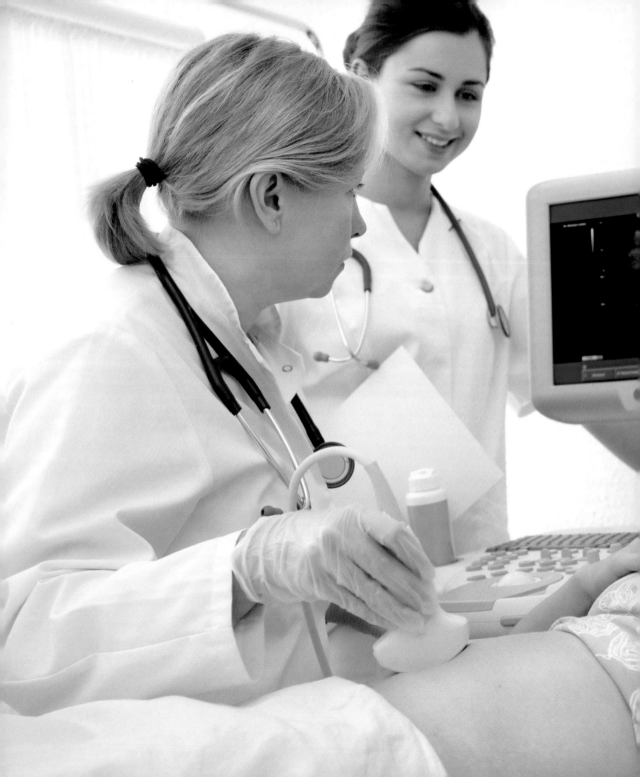

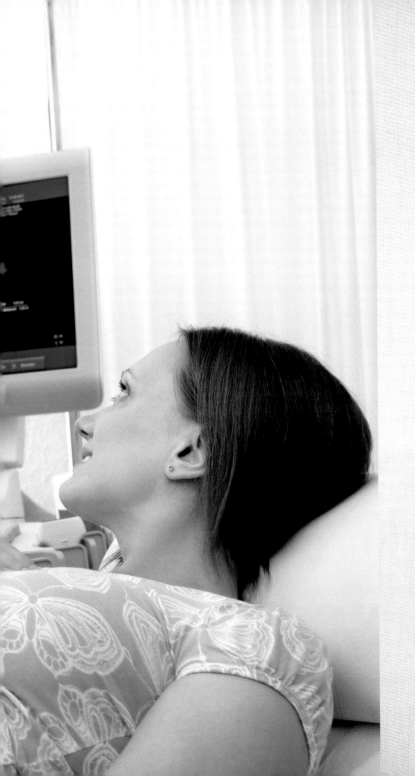

孕 16 周

重点项目

再次评估、建议

　　这是进入孕中期的检查，检查项目比第 1 次产检要少，如果没有特殊情况出现，通常会量体重、血压，多普勒听胎心、尿检，医生还会用软尺来测量宫高和腹围，同时触及孕妇腿部检查是否水肿。

　　有些医院会由孕妇自愿选择是否进行孕中期"唐筛"。对于某些高危孕妇，医生可能会建议进行"羊穿"，以进行诊断性检查。

常规检查

体重、血压、多普勒听胎心、尿检等常规检查是动态监护和管理母婴健康与安全的最基础的项目，所以每次产检都不能少。

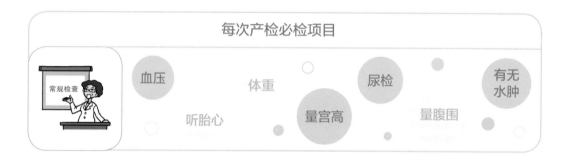

每次产检必检项目

常规检查　血压　体重　尿检　有无水肿　听胎心　量宫高　量腹围

刘大夫诊室

胎心是什么？

胎心就是胎儿心脏的跳动。心脏是胎儿全身最早开始工作的器官，怀孕5周左右，胎儿的心脏就开始跳动，6~8周可由B超看到心跳，不过从腹部听到胎心要到怀孕10~12周。12周后的每次产检医生都会用多普勒胎心仪为宝宝听胎心，这是孕期监测宝宝健康的一种方法。如果怀孕12周以上听不到胎心时，就要做B超检查诊断。最初的胎心跳得非常微弱，而且慢，一分钟只有六七十次。怀孕8周后，胎心跳动每分钟能达到180次左右。怀孕14周以后，胎儿的心跳速度下降为每分钟140次左右，以后就一直保持每分钟110~160次。

尿检

　　孕 12 周的第 1 次产检中的尿检会偏重于通过尿培养来检查是否存在细菌感染，如有感染，医生会使用抗生素治疗。因为无症状菌尿会增加流产、早产的风险。从 16 周开始，医生会重视尿检中尿蛋白指标。如尿蛋白呈阳性，则需重复检查并进行 24 小时尿蛋白测定以及肾功能检查，结合血压情况，排除妊娠高血压疾病和肾脏疾病。具体方案可咨询医生。

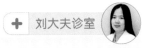
＋ 刘大夫诊室

是不是尿检里有糖就说明患上妊娠期糖尿病？

　　饮食会引起尿糖阳性，另外，怀孕会激发人体胰岛素的抵抗机制，从而保证母体血液中能有足够的糖分供给胎儿。如果胰岛素抵抗作用太强大，血液中的糖分就会超出妈妈和胎儿的需要，当肾脏无法全部处理时，多余的糖分就会在尿液中检测到。

　　在孕期，尤其孕中期时，约有半数的孕妇可能发生这种情况。这种情况下身体会自动增加胰岛素分泌来进行调节，所以大部分孕妇血糖在正常范围内。不过有小部分孕妇，体内分泌的胰岛素不够或难有效利用，血液中的糖一直很高，如果检查空腹血糖和进行糖耐量试验，测试值超过了标准，这时才诊断她们患上了妊娠期糖尿病。

　　所以，在怀孕 28 周左右进行血糖筛查后，才能判定是否有妊娠期糖尿病。单凭尿中有糖是不能得出上述结论的。

是不是尿检里有白细胞就是尿路感染了？

　　这也不一定，尿路感染除了尿检能见到白细胞外，通常会伴有尿急、尿频、尿痛等症状。如果仅仅只是尿检见到几个白细胞而没有其他症状，多考虑与小便收集时被污染有关。建议在清洁外阴后，留取中段晨尿重做一次检查后再做诊断。另外，服用药物会影响尿检的化验结果，所以化验前要向医生说明所服用的药物名称，以免错误判断化验结果。

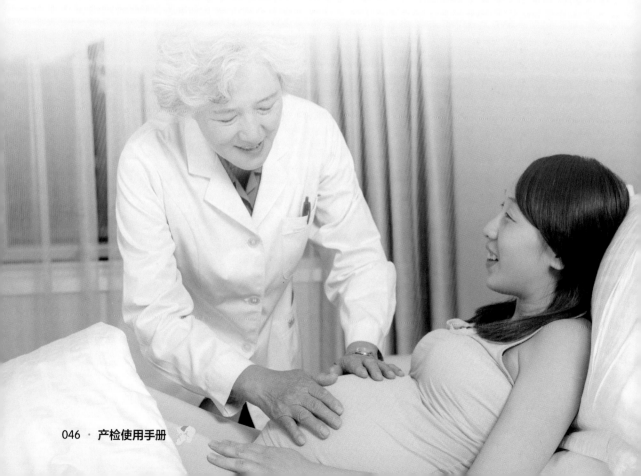

特别检查

　　孕妈妈在做唐氏筛查时，有的医院采用序贯检验方法，也就是先做早期唐筛，再做中期唐筛，最后给出风险值。当化验结果提示高风险时，需要做羊膜腔穿刺的产前诊断。

孕中期唐氏综合征筛查

　　如果孕妈妈在孕 11^{+6} 至 13^{+6} 周已经做了早唐筛查，就不用再做孕中期唐氏筛查了。

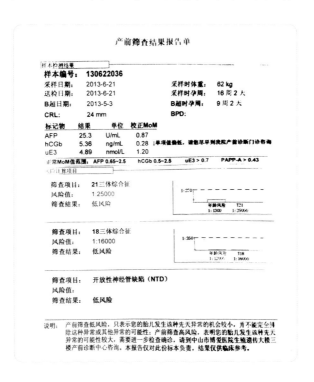

孕中期唐氏筛查是通过筛查血清学指标人绒毛膜促性腺激素（hCG）、甲胎蛋白（AFP）、游离雌三醇（E_3），再结合孕妇年龄、孕龄等情况，来计算出唐氏综合征的风险率。有的医疗机构还会增加抑制素 A（inhibin-A）作为第四个指标。当化验结果显示的风险率越低时，表示胎儿患唐氏症的可能性越小。

大多数医院只提供早期或中期一种。由于早期唐氏筛查需要准确测量 NT（B 超查胎儿的颈后透明带），这对 B 超设备和超声医生的技术都有较高要求，所以虽然早期唐氏筛查的检出率比中期的高，但采用中期唐氏筛查的医院比较多。

羊膜腔穿刺

羊膜腔穿刺术是在 B 超的导引下，用一根细长针穿过孕妇肚皮和子宫壁，进入羊膜囊，抽取羊水进行细胞培养后分析检验，以确认胎儿的染色体是否有问题。由于穿刺针非常细，所以多数接受过此项检查的孕妈妈认为整个过程只有轻微的不适。这项检查用于产前诊断至今已有 30 年的历史，无论诊断的准确性及安全性都得到了医学界的公认。

羊膜腔穿刺一次能检测 46 条染色体，大于 10M 的结构异常也能检出，另外还能进行基因芯片及单基因疾病检测，是目前胎儿染色体疾病检测范围最广、准确性最高的产前诊断技术之一，是诊断唐氏症和一些基因疾病，如乙型（β型）海洋性贫血、血友病等的金标准。由于唐氏综合征患儿出生率随孕妇年龄的增加迅速上升，所以我国一般建议 35 岁以上的孕妇直接做羊膜腔穿刺来排查。

不过羊膜腔穿刺也有缺点，它属于有创诊断，检查有一定风险（流产率为0.5%~1%），而且还有细胞培养失败的可能，须改做其他检查或重新穿刺。另外，羊膜腔穿刺诊断也有它的局限性。一些胎儿畸形或异常，如先天性心脏病、智力障碍或唇腭裂等，是查不出来的。

羊膜腔穿刺后，为了降低流产风险，要多休息，至少应休息 1~2 天，在此期间要避免过度运动和性生活。

● 35 岁以上怀二胎的妈妈更要做好产前筛查及诊断

随着母亲年龄的增加，胎儿染色体异常风险也会增加。尽管第一胎宝宝一切正常，我们也建议超过 35 岁怀二胎的孕妈妈重视产前筛查和诊断，如有必要可直接进行羊膜腔穿刺诊断。

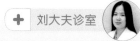

＋ 刘大夫诊室

羊膜腔穿刺的风险有多高？

胎盘的位置、胎儿体位、穿刺部位的羊水量、胎儿活动等因素都关系到羊膜腔穿刺的难易程度，操作人员的经验丰富与否也会影响手术风险的高低。一般情况下，手术后发生羊膜炎、胎膜破裂及流产的孕妈妈仅有0.5%～1%，而约有2%～3%的孕妈妈穿刺后会出现轻微的子宫收缩及阴道流血，但往往也可在休息或安胎治疗后得到缓解。手术是在超声波的引导下开展的，损伤胎儿的可能微乎其微。

因此，如果医生建议实施羊膜腔穿刺术的话，孕妈妈要权衡利弊，权衡手术风险、筛查的高风险或羊穿的必要性，不要因为顾虑手术风险而轻易放弃。

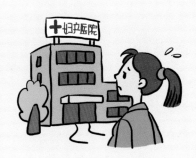

替你问医生 Q&A

16

Q: 绒毛活检、羊膜腔穿刺有什么不同?

A: 二者都是胎儿产前诊断的方法，且二者的手术风险都取决于实施人员的技术熟练度。但二者的检测标本不同，绒毛活检是抽取绒毛膜细胞进行检验，羊膜腔穿刺抽取的则是羊水。此外检测的时间也不同，绒毛活检适用于孕早期（12周~13^{+6}周），羊膜腔穿刺适用于孕中期（18周~22周）。从安全性来看，孕中期羊膜腔穿刺比经宫颈的绒毛活检相对安全。另外，羊穿抽取出来的细胞必须经过培养，使其分裂到足够的数量才能进行检验分析，因此羊膜穿刺的检验报告结果约2周后才可得到，而绒毛膜活检直接对绒毛细胞检测，数小时内就能得知检查结果。

17

Q: 唐氏筛查结果不在正常范围是不是说明胎儿不健康?

A: 唐氏筛查是一种筛查胎儿染色体是否异常的方法，只能推断胎儿患有唐氏综合征的风险概率，并不能明确诊断胎儿是否是唐氏儿。也就是说当唐氏筛查低风险时，不代表胎儿无风险，只是概率很低。当提示高风险时，也不代表胎儿就是唐氏儿，不能依据此结果就盲目终止妊娠。正确的做法是进一步做产前诊断，如绒毛活检、羊穿或脐穿。如果是临界高风险，也可以选择做无创胎儿游离DNA检测，只是抽妈妈血即可得到较为准确的结果。但这也是一种筛查方法，不是诊断。如结果仍为高风险，最后还是要做羊穿产前诊断来明确。

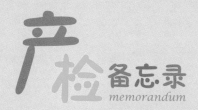
产检 **备忘录**
memorandum

血量和羊水的增加、胎盘和胎儿的增大，以及变大的胸部都让你的体重增加不少。而且，你的小腹已经隆起，看起来"孕味十足"。

下次产检预约时间

本次产检医生特别提醒＆建议

写给宝宝

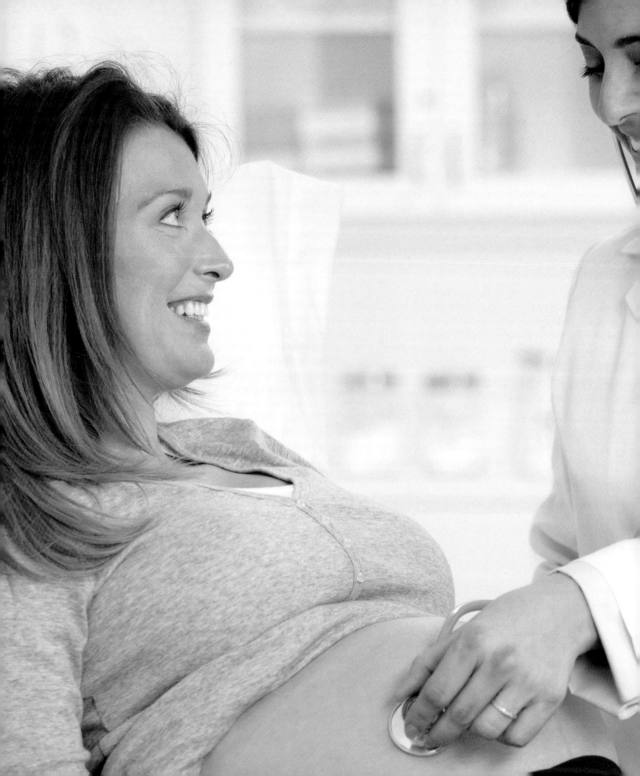

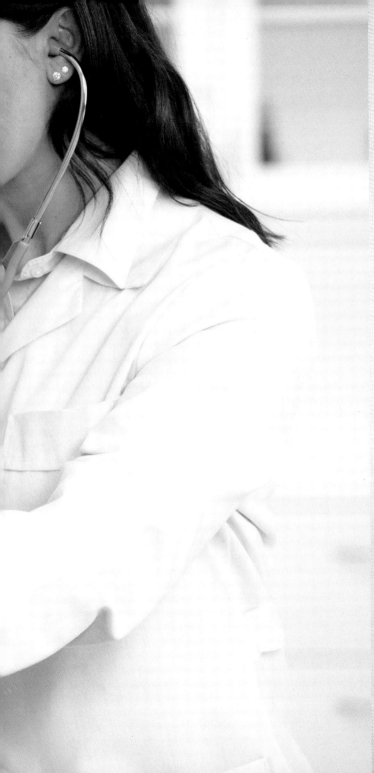

孕 20 周

重点项目

胎儿排畸检查

本次检查除了常规检查外，会有一次重要的系统超声，即利用 B 超筛查胎儿结构畸形，如脑部异常、四肢畸形、各脏器大结构是否有畸形等，也就是我们常说的"大排畸"。

常规检查

本次产检常规检查时，除了量体重、血压、宫高、腹围和多普勒听胎心、尿检外，医生还会询问有没有感觉到胎动，同时医生还会观察孕妈妈四肢是否出现水肿。

腹围、宫高

宫高是从下腹耻骨联合处到子宫底的长度，腹围是平着肚脐环腰腹一周的长度。通过宫高、腹围的测量值大小可估计胎儿大小，进而粗略判断宝宝在子宫内的发育情况，定期测量腹围、宫高可及时发现胎儿发育迟缓、巨大或羊水过多等妊娠异常。一般从怀孕20周开始，每次产检都需要测量宫高，这是每次产检的必检项目。

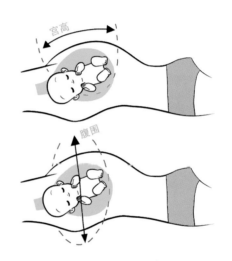

腹围正常范围

孕月	下限 cm	上限 cm
5	76	89
6	80	91

孕月	下限 cm	上限 cm
7	82	94
8	84	95
9	86	98
10	89	100

宫高正常范围 ➤ 孕周 ±3cm

宫高妊娠曲线图

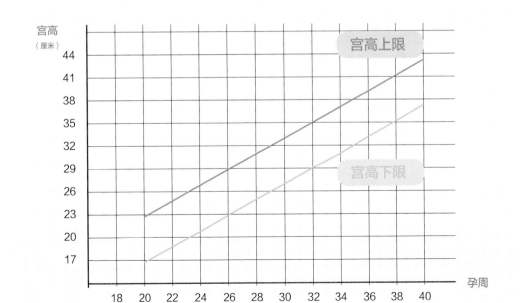

特别提醒

如果相应孕周的宫高测量值在上图宫高上限和宫高下限两条线的范围内，说明胎儿的生长发育在正常范围，孕妈妈就不必太过紧张。但如果连续 2 周宫高都没有变化，那孕妈妈最好去医院做进一步检查，以排除异常。

+ 刘大夫诊室

什么是胎动？

胎动是胎儿在母亲子宫内的活动，怀孕 20 周后孕妈妈都会感觉到胎动，28~32 周时胎动达到高峰。胎动形式多样，孕妈妈可以感觉到宝宝拳打脚踢、翻滚等各种大动作，也可以看到肚皮上突出小手小脚。

随着宝宝慢慢长大，宝宝在宫内的活动空间越来越少，接近足月后一些孕妈妈感觉胎动减少，不再像之前频繁。晚上睡觉前孕妈妈更能静下心来感受胎动，所以有不少孕妈妈感觉胎儿这个时间段会动得更多。另外，吃饭后体内血糖含量会增加，宝宝也"吃饱喝足"有力气了，所以孕妈妈也会感觉胎动比饭前频繁。

从胎动消失到胎心消失一般有数小时到 2 天的时间，胎动对缺氧的反应比胎心敏感。因此，胎动在观察评估胎儿发育和健康方面有不可替代的作用。孕 32 周后孕妈妈应该坚持每天数胎动，这个简单又方便的胎儿监护方法，不仅能及早发现胎儿缺氧或胎盘功能不足的情形，还能缓解孕妈妈的紧张和疑虑。

尿检

尿检是每次产检的必检项目，尿检的意义如前文所提到的主要是为了观察尿蛋白，需要特别告诉孕妈妈的是：如果孕 20 周后出现尿蛋白 ≥ 0.3g/24h 或随机蛋白（＋），同时血压出现异常（收缩压 ≥ 140mmHg、舒张压 ≥ 90mmHg），就要警惕妊娠高血压疾病。

 刘大夫诊室

什么是妊娠高血压疾病？

妊娠期高血压疾病是产科常见疾病，在我国妊娠期高血压疾病发病率约为 5%~12%，多发于妊娠 20 周后，以高血压、蛋白尿为主要特征。妊娠高血压疾病严重影响母婴健康，会引发怀孕女性全身多处器官损害或功能衰竭，严重的还会导致昏迷甚至死亡，同时也会造成胎儿宫内发育迟缓，胎儿宫内窘迫、胎死宫内等风险。该病严重威胁母婴健康，所以定期做好产前检查，紧密监测是预防这一疾病的最好办法。一旦发现患上了妊娠高血压，早防早治是重要原则，合理、积极的治疗可最大限度降低不良妊娠结局的发生。

特别提醒

孕期适度锻炼防止体重增长过快是预防妊娠期高血压疾病的有效办法。同时，合理安排休息，均衡合理饮食，适当多摄入蔬菜和水果。口味较咸的地区，孕妈妈要适当减少盐的摄入。另外，适度补钙有利于预防妊娠期高血压疾病。

B 超胎儿畸形筛查

　　胎儿先天畸形是导致围产期胎儿死亡的第一大原因，所以 20 周的排畸检查非常重要，排畸主要依靠 B 超检查。检查的项目包括胎儿头、脊柱、心脏、肺、胃肠、双肾、膀胱、外生殖器、四肢等发育情况，以便筛查出较大的结构畸形。但 B 超不是眼睛，B 超有它的局限性，对于小的畸形或晚发的畸形或功能异常，本次筛查无法做出判断。

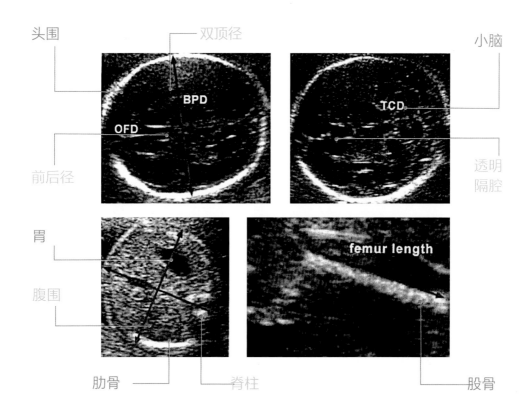

头围　　　　　　双顶径　　　　　　　　　　　小脑

BPD

OFD　　　　　　TCD

前后径　　　　　　　　　　　　　　　　透明隔腔

胃　　　　　　　　　　　femur length

腹围

肋骨　　　脊柱　　　　　　　　　　股骨

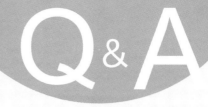

Q: 怎样数胎动?

A: 每天数胎动,是一个简单又经济实惠的监测胎儿情况的方法,可每天早、中、晚固定一个最方便的时间,各数一次胎动,每次持续 1 个小时。然后把 3 次数到的数字相加并乘以 4,就是宝宝 12 小时的胎动数。胎动 30 次或 30 次以上为正常;如果少于 20 次,说明胎儿在子宫内可能有异常;如果少于 10 次,则提示胎儿在宫内缺氧。如果很忙,无法做到每天在固定时间内数 3 次胎动,孕妈妈可以在胎动最频繁的时间测胎动 1 小时。胎动每小时大于或等于 3 次为正常。若每小时胎动小于 3 次或胎动数比平时减少一半,以及胎动突然频繁,应继续再数 1 小时。如仍未好转,应速去医院诊治。需要提醒的是,胎动的强弱和次数,个体差异很大。有的 12 小时多达 100 次以上,有的只有 30~40 次。但只要胎动有规律、有节奏,变化曲线不大,都说明胎儿宫内状态是良好的。

Q: B 超诊断出右脑室增宽,这有什么影响?

A: 胎儿出现一侧脑室增宽,应去有产前诊断资质的医疗机构进一步会诊,决定是否做相关的检查如感染、羊穿或核磁,同时要随诊 B 超监测侧脑室及大脑结构发育。

20

Q: 什么时候可以知道宝宝的性别?

A: 医学的发展,已使人们在孕早期就能通过母亲外周血检测是否有 Y 染色体,来识别胎儿的性别了。怀孕 5 个月左右时通过 B 超也能较准确地判断胎儿性别。不过,在我国,除非是有遗传性疾病筛查的需要,否则是不允许医院进行性别鉴定的。

21

Q: 昨天产检时尿糖两个+,我该怎么办?

A: 需要再次复查晨尿,如果两次复查均为阳性,需要控制糖的摄入,同时还应检查空腹血糖,并根据检查结果进行糖耐量试验,以排除是否有妊娠糖尿病,具体诊断方案可咨询医生。

22

Q: 唐氏筛查和产前无创 DNA 的检测时间和筛查准确度有何不同?

A: 按筛查时间不同,唐氏筛查分早期和中期,与产前无创 DNA 检测一样都是产前染色体异常的筛查方法,都可用来评估孕育唐氏儿的风险高低,这几种方法的筛查时间及检出率具体见下表:

名称	筛查时间(周)	检出率
早期唐氏筛查	$11^{+6} \sim 13^{+6}$	80%~90%
中期唐氏筛查	$15 \sim 20^{+6}$	60%~70%
产前无创 DNA	12~26	99.3%

在这 3 种产前筛查的方法中,早唐筛查的运用更为广泛和普遍。产前无创 DNA 虽然目前在筛查 21、13、18 号染色体三体时,检出率非常高,但这种方法对检测条件要求高,费用也相应较贵,所以大多数医院都首先推荐早、中唐氏筛查。无论采用哪种方法进行筛查,只要筛查结果属于高风险,那就有必要接受进一步的产前诊断,具体建议需咨询医生。

Q: 面对 B 超报告单上众多的数据，应重点关心哪几个指标？

A: 在排除胎儿畸形的情况下，我们应重点关心 B 超报告单上的 3 个指标：①胎儿的大小：主要依据胎儿的双顶径（BPD）、头围（HC）、腹围（AC）和股骨长（FL）。其中双顶径（BPD）是胎儿头部左右两侧之间最宽的距离。头围（HC）是胎儿头的周长尺寸。腹围（AC）是胎儿腹部周长尺寸。股骨长（FL）是胎儿大腿骨的长度。这 4 个数据是胎儿发育的测量指标，能推算宝宝的重量。②胎盘的位置：是否低置或前置。③羊水量：是否正常。

Q: 被诊断患上妊娠高血压疾病，在家怎么监护？

A: 在我国，妊娠期高血压疾病的发病率约为 5%~12%，是产科常见疾病，多发于妊娠 20 周后。高血压、蛋白尿是妊娠高血压疾病的主要症状，还可能出现其他的症状，如头痛、视力模糊、呕吐、腹痛、过激反应和小便减少等。妊娠高血压疾病对母婴的危害很大，所以应听从医生的意见是否需要住院治疗。如果可以在家观察需每日测体重及血压，并定期去医院复查尿蛋白、血压和检查胎儿发育情况及胎盘功能。如果出现头晕头痛症状乃至抽搐或腹部发紧、阴道流血，需尽快去医院住院治疗。

Q: 我怀孕 3 个月检查出尿蛋白 +，怎么办？对胎儿有影响吗？

A: 怀孕后，肾脏功能会发生变化，加上增大的子宫压迫肾静脉，孕期会出现生理性蛋白尿。另外，留取尿液标本时，如果不小心污染了尿液，也会在尿液中检出尿蛋白。尿检出现尿蛋白，还要看身体有无其他症状，如果没有就不需要担心，可注意自己的身体变化，做好每月的定期检查。如果需要的话医生有可能要求留取 24 小时尿液，测尿蛋白总量，并进一步抽血检查肝肾功能、凝血、血常规等。另外，如果孕前患有肾脏疾病，怀孕后病情也会加重，应到肾内科及时就诊治疗。体内蛋白通过尿液丢失，会导致体内蛋白减少，影响胎儿营养供给。因此尿检出现尿蛋白要尽快确诊病因，采取对症性的调理措施，同时放松心情，保持均衡饮食，注意休息，不要劳累。

26

Q: 产前筛查和产前诊断的这些方法该如何选择？

A: 优生优育，防治出生缺陷，是产前筛查和诊断的意义所在，其中，早、中期唐氏筛查、无创 DNA 是产前筛查的方法，绒毛活检、羊膜腔穿刺及脐带血穿刺属于产前诊断方法。根据孕期的阶段、孕妇的个体特点和要求，医生会有不同的方案推荐，目前比较常见组合有下面 3 种。

第 1 种：先做早、中期唐氏筛查，再做无创 DNA，最后做羊水穿刺。

这个组合先做早、中期唐氏筛查，如属于高风险或临界高风险或伴发其他个人因素再选择进行无创 DNA，然后根据无创 DNA 结果决定是否羊水穿刺，可避免有创检查带来的风险，适合于对有创检查极度恐惧、顾虑的妈妈。先做普通唐筛，所需费用低，安全性高，适合无高危因素的孕妈妈。不过此组合的不足是可能漏掉约 10% 的唐氏患儿。

第 2 种：先做无创 DNA，再做羊水穿刺。

直接做无创 DNA，无创结果高风险或伴发其他高危因素再行羊水穿刺，此组合唐氏患儿检出率高，能达到 99%。不足之处是费用高且可能漏掉其他染色体结构异常的患儿，适合无高危因素的普通孕妈妈。

第 3 种：直接做羊水穿刺。

此为产前诊断方法，能检测出所有染色体的数目或结构异常，如加做 SNP 基因芯片能检出染色体微缺失、微重复、杂合性缺失及单亲二倍体，适合那些有过异常生育史、家族史及其他高危因素的孕妈妈。

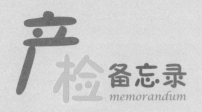

产检 **备忘录**
memorandum

对很多孕妈妈来说，现在这个阶段可能是孕期最轻松、最有精力的。既没有早孕反应的困扰，身体也还不算笨重。所以，这段时间是孕期旅游的最佳时段。

下次产检预约时间

本次产检医生特别提醒 & 建议

写给宝宝

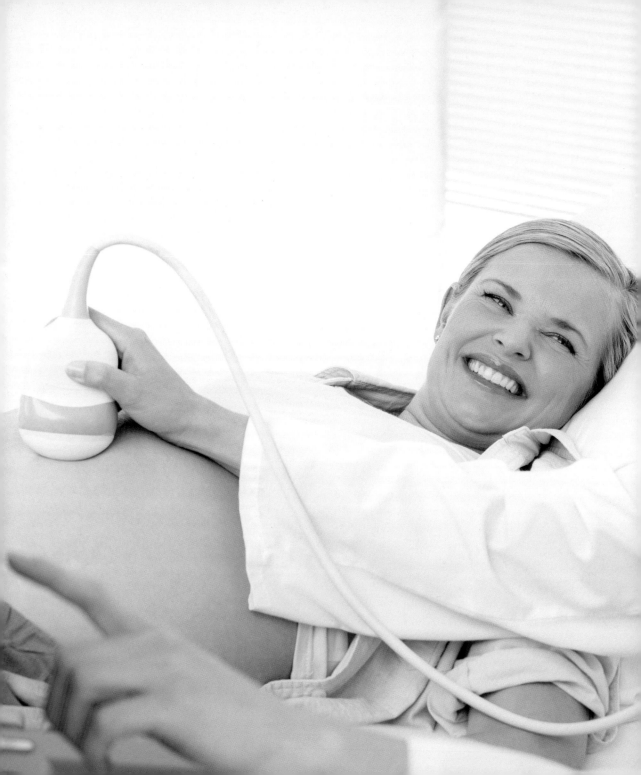

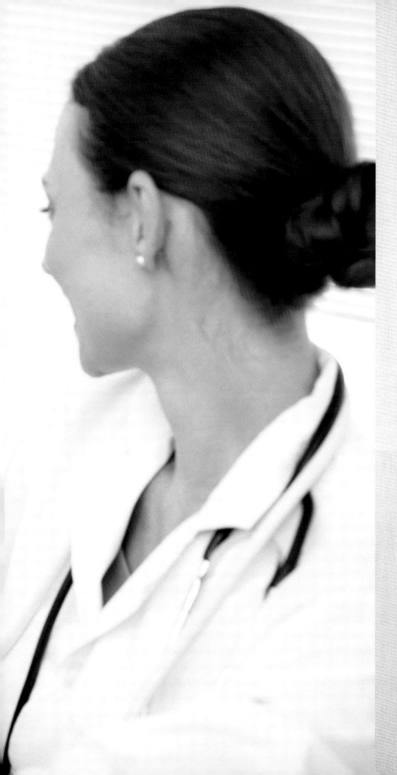

孕 24 周

重点项目

妊娠期糖尿病筛查

"糖筛"和"唐筛"是不同的,"糖筛"是糖尿病筛查。在24周后所进行的"糖筛"是为了发现并更好地监护妊娠期糖尿病,确保孕期安全。

第 4 次产检除了常规检查外,医生会重点关注血糖值和血色素(是否贫血)。而这些检查对于孕妈妈来说都是通过抽血的方式来完成的,所以并不陌生。

常规检查

称体重、量血压、多普勒听胎心、尿检、宫高和腹围及触摸胎位等常规检查，可监护孕期母婴变化，观察胎儿生长情况。

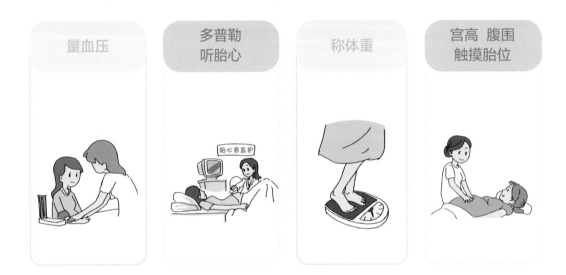

| 量血压 | 多普勒听胎心 | 称体重 | 宫高 腹围 触摸胎位 |

特别提醒

到了医院不要马上量血压，可先休息 15~30 分钟后再量。量血压一般用右手，如右手不方便再用左手，最好每次都量同侧手臂，以免因左右手的血压差异影响结果判断。如果孕妈妈属于一到医院就会血压升高的"心理性高血压"，那一方面要做好心理调适，缓解去医院量血压的紧张感；另一方面要做好家庭血压监护，一旦发现血压异常，要及时与医生沟通。

血常规

孕中期血常规检查需要特别留意的指标是血红蛋白，如果血红蛋白＜105g/L，就会被诊断为贫血。

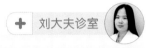

＋ 刘大夫诊室

什么是孕期贫血？

贫血是较常见的孕期合并症，据统计，城市孕妈妈13周前贫血患病率为16.4%，孕28~37周贫血患病率为41.4%，孕37周下降为32%。孕期贫血对母婴都有危害，甚至是某些国家和地区孕产妇死亡的主要原因。贫血会影响供氧量，使孕妈妈脑供血不足，容易晕倒，也影响对胎儿的供氧和营养供应。

孕期贫血最常见的是缺铁性贫血，占孕期贫血的95%，这与女性怀孕后血容量增加及胎儿发育有关。怀孕6~8周后血容量开始增加，32~34周达到高峰时，大约会增加1450毫升左右，其中血浆的增加量多于红细胞的增加，导致生理性血液稀释。此外，怀孕后胎儿的发育会增加对铁的需要，整个孕期需铁约1000毫克，每天需铁至少4毫克，如不能满足需求，就会消耗母体中的铁储备，造成贫血，因此孕中晚期孕妈妈成为缺铁性贫血的高危人群。

预防孕期贫血，饮食均衡、营养很重要，可多吃燕麦、大麦、芝麻、血糯米、豆类食品等补血食物。另外，定期产检，及早发现贫血及早治疗，也能大大降低孕期贫血的危害。

尿检

孕晚期是妊娠高血压、先兆子痫和子痫多发的时期，定期尿检可帮助及时发现这些妊娠并发症，如果出现蛋白尿，医生会安排进一步检查来确定病因。

 刘大夫诊室

如何预防孕期缺钙？

胎儿骨骼形成所需要的钙完全来源于孕妈妈，孕中期是胎儿骨骼生长的关键期，钙需要量明显增加，胎儿每日需沉积至少110毫克的钙。2000年《中国居民膳食营养素参考摄入量》建议，孕中期钙的适宜摄入量为1000毫克/天，孕晚期为1200毫克/天。

这样，孕妈妈才不至于因满足胎儿的钙需要，导致自身骨骼中的钙被大量消耗，引发小腿抽筋、牙齿松动、关节疼痛，甚至出现妊娠期高血压疾病和产后骨密度降低。

为此，从孕中期开始，妈妈应饮食补充700毫克左右的钙，同时每天至少喝250毫升的牛奶。需要提醒的是千万别自行药物补钙，如有需要应遵医嘱。常用食物中的钙含量（mg/100g可食部）具体见《中国孕期、哺乳期妇女和0~6岁儿童膳食指南》53页。

75g 糖耐量试验

这是诊断妊娠期糖尿病（GDM）的一种方法。目前推荐每位孕妈妈在孕中期都要进行 GDM 的筛查。因为控制血糖水平不仅是为了减少对自身和胎儿近期的不良影响，也是为了降低对宝宝成年后及自身产后的不良影响。

 检查流程

检查前 3 天

不做剧烈运动，不暴饮暴食，保持正常体力活动和饮食。

检查前 1 天

晚餐后禁食至少 8 小时以上。

检查当天（需抽 3 次血）

第 1 次抽血	早晨空腹
第 2 次抽血	喝下糖水 1 小时后（第 1 次抽血后 5 分钟内喝下含 75 克葡萄糖的 300 毫升糖水）
第 3 次抽血	喝下糖水 2 小时后

检查标准

3次抽血的血糖值任何一项达到或超过下列参考值，即可诊断为妊娠糖尿病。

75gOGTT 诊断参考值	空腹	服糖后 1 小时	服糖后 2 小时
	5.1mmol/L	10.0 mmol/L	8.5mmol/L

特别提醒

75gOGTT 检查期间应静坐和禁烟，避免精神刺激、剧烈体力活动、情绪激动等使血糖升高。

 刘大夫诊室

什么是妊娠期糖尿病？

妊娠期糖尿病（GDM）是妊娠期发生或首次发现的糖代谢异常。糖尿病孕妇中 90% 以上为 GDM，这些年由于诊断标准的变化导致其发生率明显上升，由原来的 5% 上升至 15%~18%。妊娠期糖尿病对母婴的危害不容忽视，它会导致巨大儿的发生率升高，围产儿并发症和死亡率也会升高，还会引起其他的母体并发症发生率的上升。所以妊娠糖尿病的预防和治疗必须重视。

在多数情况下，GDM 母儿的近期结局是良好的，因为通过饮食、运动等生活方式的调整可以使大多数孕妇的血糖控制在理想范围内。GDM 孕妇分娩以后，大多数血糖会恢复到正常状态，但是将来真正患上 II 型糖尿病的风险增加。所以诊断为 GDM 的孕妇应去看糖尿病或 GDM 专家或营养师，做好系统的血糖监测和饮食、运动管理，养成记饮食日记的习惯，甚至坚持到产后几年。

患上妊娠期糖尿病怎么办？

大多数妊娠期糖尿病（GDM）通过调整饮食、增加运动等生活方式干预就可使血糖达标。经过上述调整后还不能达标的话，需要根据病情、孕期进展和血糖值，由医生诊断后使用胰岛素。患上妊娠糖尿病不可怕，重要的是要做好血糖监测和控制，因为糖尿病对母婴的影响程度，与血糖高低关系密切。食物进入胃肠道后消化和吸收的速度不同，对人体的血糖水平影响也不同。一般而言，升糖指数高的食物，如粥、白饭、馒头、肥肠、蛋饺等，糖尿病孕妈妈应少吃或不吃，应以升糖指数低的食物为主，如荞麦面、黑米、魔芋、粟米、黄豆豆腐、豆角等。同时还要注意少量多餐、定时定量、增加膳食纤维和主食中的蛋白质，做好粗细粮搭配、品种多样。而且如果无产科禁忌证，建议每天餐后30分钟后适当运动。另外，应注意监测餐后血糖、体重和胎儿增长情况。建议 GDM 孕妇看营养师或 GDM 专家，他们会提供一份详细的 GDM 管理方案，包括饮食调整、运动以及血糖监测方法，并定期与他们沟通调整方案。

特别提醒

糖尿病对母婴的影响程度大小，主要取决于糖尿病病情及血糖的控制。而 75%~80% 的妊娠期糖尿病妈妈通过控制饮食和适当运动就能将血糖控制在合理的范围，所以患病妈妈要管理好饮食，合理营养，少量多餐，适度运动，并注意监测餐后血糖、体重和胎儿增长。建议记饮食日记。

血糖复诊建议带上膳食日志，膳食日志记录方法：记录每餐具体内容，如一片面包 40 克，一杯牛奶 250 毫升等，记录血糖监测时间及数值，记录运动时间，每周至少测量并记录 1~2 次体重。一定要注意饮食结构合理，定时定量，不要以牺牲营养为代价换取满意的血糖值或体重数字。

替你问医生 Q&A

27

Q: 胎头双顶径
（BPD）大就说
明胎儿大吗?

A: 这种说法不完全准确，一般临床上根据测定宫高、腹围预
测胎儿体重，可靠性约 70%。通过 B 超评估胎儿大小要参考双顶
径、头围、腹围及股骨长度，不能单看双顶径一个数值，B 超评
估的可靠性约 85% 左右。另外，胎儿的体位、孕妇的肥胖等也影
响胎儿各径线测量的准确性。而且临床上还有少数胎儿受父母遗
传影响，胎头较大但体重并不重。所以，仅靠一个指标是不能准
确说明胎儿大小的，要综合去看。

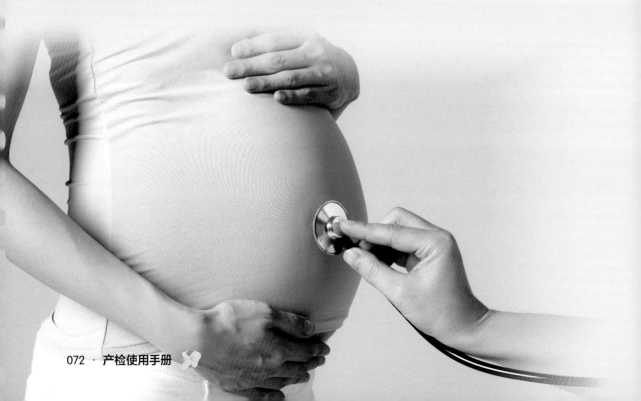

Q: 产检化验结果显示我贫血，我该怎么办？

A: 孕期出现贫血很常见，首先要区分是缺铁性贫血还是其他原因贫血，一般情况下，孕期贫血 95% 是缺铁性贫血。铁是造血原料之一，是血红蛋白、肌红蛋白、细胞色素酶类以及多种氧化酶的组成成分，也与血液中氧的运输和细胞内生物氧化过程有着密切的关系。怀孕期间，铁的消耗量会较孕前增加，所以孕妈妈容易出现贫血。如果血红蛋白 100g/L 以上，可通过饮食调整来改善，如低于 100g/L，需遵医嘱补充铁剂。

按医生要求，积极治疗贫血外，最重要的就是合理膳食、注意饮食的均衡和营养，不偏食，适量补充动物肝脏、各种瘦肉、红枣、芝麻等补血食物。需要提醒的是维生素 C 能增加铁吸收，而茶、牛奶可干扰铁的吸收。同时，补充铁剂时亦不能和钙剂同服。

Q: 是不是糖筛合格就不用做糖耐量？

A: "糖筛"是妊娠期糖尿病筛查的简称，有多种方法，但目前推荐的筛查方法是直接做 75g 葡萄糖耐量试验（OGTT）。

Q: 孕期糖尿病可以预防吗？

A: 预防孕期糖尿病要做好以下几个方面：
· 控制孕前和孕后体重，保持孕期体重合理增长。
· 饮食规律，营养均衡，多吃蔬菜、全谷物食品，补充足量叶酸，限制精制糖摄入。
· 孕期坚持规律运动，有研究表明，孕期糖尿病风险高的肥胖女性坚持规律的运动，能将患病风险降低一半。

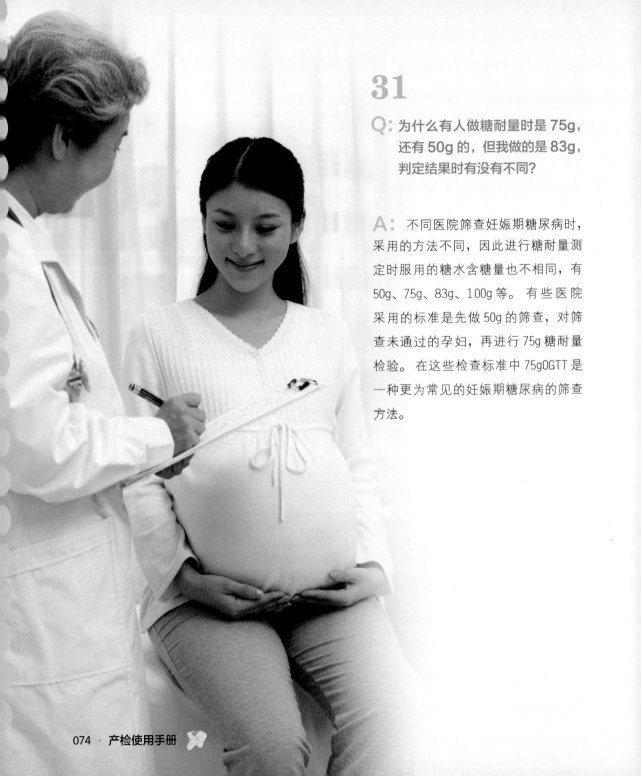

31

Q: 为什么有人做糖耐量时是 75g，
还有 50g 的，但我做的是 83g，
判定结果时有没有不同？

A: 不同医院筛查妊娠期糖尿病时，
采用的方法不同，因此进行糖耐量测
定时服用的糖水含糖量也不相同，有
50g、75g、83g、100g 等。 有些医院
采用的标准是先做 50g 的筛查，对筛
查未通过的孕妇，再进行 75g 糖耐量
检验。 在这些检查标准中 75gOGTT 是
一种更为常见的妊娠期糖尿病的筛查
方法。

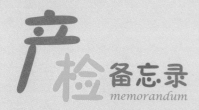

产检 备忘录
memorandum

宝宝在你的肚子里越来越大，已经充满了你的子宫。他的听力也已经非常健全，吸尘器的声音、电钻声等都会让他烦躁，孕妈妈们要注意避免哦。

下次产检预约时间

本次产检医生特别提醒 & 建议

写给宝宝

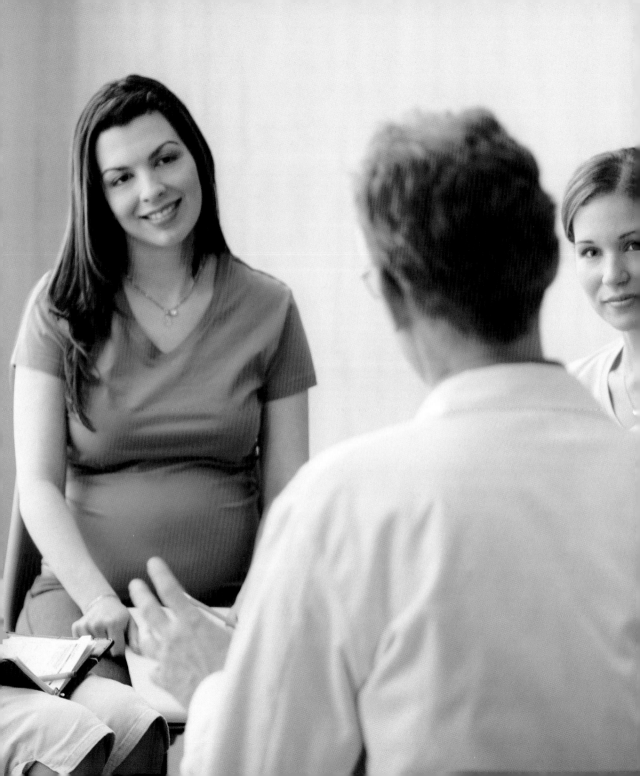

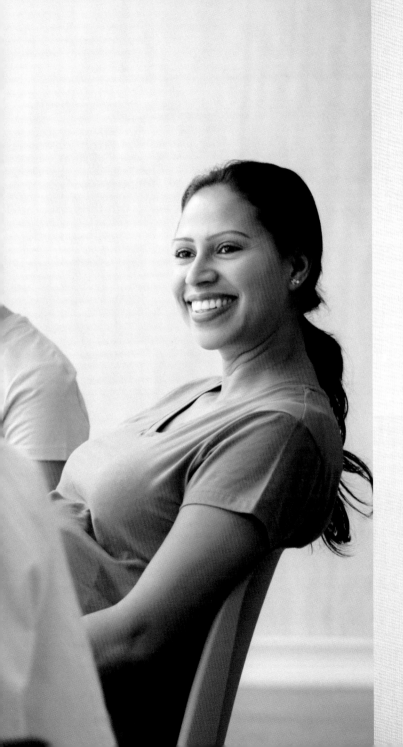

孕 28 周
孕 30 周
孕 32 周
孕 34 周

重点项目

常规评估

筛查高危孕妇（28 周、30 周）

二次排畸（32 周）

怀孕到第 28 周时，开始进入孕晚期了。从 28 周开始，产检的时间间隔变为两周一次。

除了每次常规评估外，32 周的二次排畸是相对于 20 周大排畸进行的检查，也有孕妈妈叫它"小排畸"。

常规检查

常规的检查仍然包括测体重、量血压、宫高和腹围、触摸胎位，以及多普勒听胎心和尿检。怀孕6、7个月以后，90％以上的妈妈会出现水肿现象，尤其是下肢水肿，所以产检时医生会观察了解孕妈妈的水肿情况。

● 出现下列症状要尽快去医院检查、确诊和治疗

肿胀部位在脸部及眼周围。

脚盘、脚踝、手指或手背肿胀程度很严重。

肿胀的发生很突然，且短时间内形成时。

一只脚肿胀比另一只脚明显严重，尤其是伴有小腿或大腿的触痛感时。

水肿的同时伴有心悸、气短、四肢无力、尿少等不适症状时。

触摸胎位

触摸胎位是对胎儿位置的检查，也是孕晚期一项非常重要的产检内容。妊娠32周以后胎儿在子宫内的位置和姿势相对固定，由于胎儿的头部浑圆而且比较硬，所以产科医生会通过对胎头的触摸了解胎儿的位置。

什么是胎位？

胎儿在子宫里的姿势和位置正常与否不仅对孕妇能否顺其自然地采用阴道分娩的生产方式有直接影响，还会关系到是否能顺利分娩。因此，如果能在产前及时发现异常胎位并给予纠正，就可减少孕妈妈许多不必要的痛苦，变难产为顺产，保证生产的顺利。

头位（头朝下）。

有 95% 的胎儿在出生前会选择这一方位，这也是大自然造物的神奇。如果胎儿的背部朝向孕妇的腹部，叫作"枕前位"，这是最理想的分娩姿势；如果胎儿的背冲向孕妇的脊柱，称为"枕后位"，这种姿势在分娩时可能需要产科医生手动来转动胎位以利于分娩。

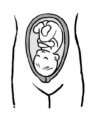

臀位（臀先露）。

有 4% 的胎儿臀或者脚向下，称为臀位。在我国，为保证母婴安全，大部分医院会采取剖宫产。孕妇可以通过针对性运动，尝试调整胎儿的姿势。需要注意的是，如果分娩前孕妇出现了先破水情况，往往比头位要危险。因为一旦破水胎头没有抵住宫颈，羊水会快速流出，在宫口未开或未开全的情况下，可能需要采取剖宫产。

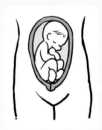

横位。

有 1% 的胎儿是横卧于子宫里的，这种胎位叫横位或斜位。这样的位置胎儿是不能经阴道正常分娩出的。但是可以在 32 周后用翘臀法来尝试改变胎位。

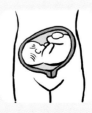

尿检

怀孕后孕妈妈的肾脏需要满足自己和胎儿两个人的需要，负担重，容易发生尿路感染、肾炎等泌尿系统的疾病，加之通过尿液检查也是发现和监护妊娠期高血压疾病等并发症的重要手段，所以孕妈妈应按医生要求每次产检都进行尿检，以监测孕期身体情况，别轻易地自行放弃。

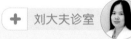

如果发生了尿路感染，怎么办？

有5%的孕妇会发生尿路感染，有些是有明显感染症状的，如尿急、尿频、尿不尽、尿痛、下腹部有压迫感等；有些则没有明显的症状，即感染是隐性的。因此，每次产检时尿常规检查都按照要求做是最好的选择。

尿路感染诊断并不复杂。常规尿检中如果出现红细胞和白细胞，就提示可能有尿路感染。红细胞提示泌尿系统中有出血，白细胞提示存在感染。如果出现了尿路感染，那么医生会开抗生素，我们要做的是按照医生要求服够疗程，避免复发。产科医生会考虑到你怀孕的情况，因此不要因过度担心胎儿而不敢服药。

避免尿路感染的影响，最好的办法就是提前预防，可靠的方法包括：及时排小便，多喝水，不憋尿，选择纯棉内裤，大便从前往后擦，避免将粪便中的细菌带入阴道或尿道，洗澡最好选择淋浴，注意饮食，保证休息等。

B 超（32 周）

本次 B 超的主要目的是：① 二次排畸。② 评估胎儿发育状况。③ 胎盘位置及功能情况。④ 羊水量。

脐血流 S/D 值计算

S 代表脐动脉血流收缩期最大血流速度，D 代表舒张期末期血流速度。观察 S/D 比值的动态变化，可判断胎盘供应胎儿的血流状况。S/D 值高说明母体对胎儿供氧供血不足，会影响到胎儿的发育和健康。S/D 的比值跟孕周有关，在正常情况下随胎儿发育，胎盘逐渐增大血管阻力逐渐减小，S/D 比值会逐渐减小。

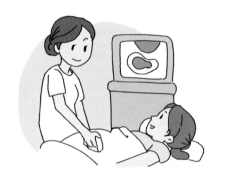

正常范围 一般孕晚期时，S/D ＜ 3，说明脐动脉血流阻抗处于正常水平。

S/D 值高可能是胎儿在宫内有缺血缺氧的状况，严重者会引起胎儿宫内发育迟缓、窘迫、酸中毒，乃至生后新生儿缺氧缺血性脑病、脑瘫等。如果 S/D 高，医生往往会安排更多的检查来判定胎儿在宫内的安危，如超声多普勒血流检测、胎心监护、胎儿生物物理评分等，根据各项检查结果综合判断决定随诊时间、终止妊娠时机和其他的干预手段。

胎儿体重测算

胎儿体重是判断胎儿发育的重要指标之一。除了宫高、腹围做参考外，B超测量对胎儿大小的评估也起了重要作用。

胎儿体重测算的 4 个主要参数

这 4 个参数随孕周的增加而增加，B 超测量后，按照一定的公式进行推算，可以得到胎儿的预测体重，监护胎儿生长发育。不过由于体重是公式推算出的，所以存在一定的误差。不同的医疗机构，超声仪器安装的软件不同，推算胎儿体重的公式也不同，但多不离开这 4 个参数。

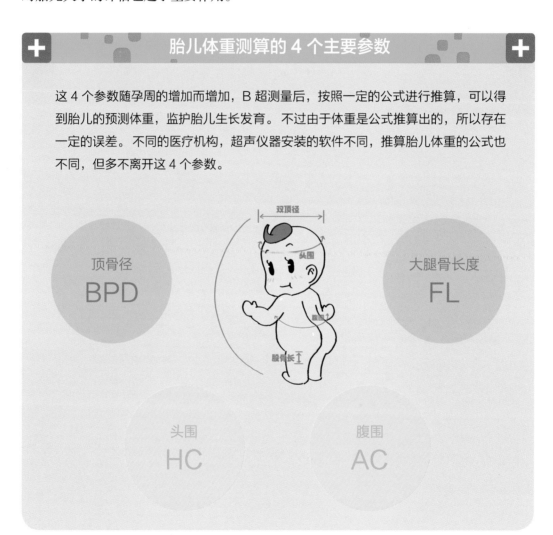

顶骨径 BPD

大腿骨长度 FL

头围 HC

腹围 AC

特别检查

怀孕后如果孕妈妈出现皮肤瘙痒，医生就会安排血清胆汁酸和肝功能的测定，以诊断是否患上妊娠期肝内胆汁淤积症（ICP）。如果是高危的 ICP 孕妇，常规应在 24~28 周时筛查血清胆汁酸。

血清胆汁酸、肝功能检测

这两项检查是针对孕期出现全身瘙痒难耐，尤其夜里加重的孕妈妈所做的检查，目的是诊断其是否患有妊娠期肝内胆汁郁积症（ICP）。ICP 发病率 0.1%~15.6% 不等，我国长江流域等地发病率较高。这种病对宝宝的危害很大，多发生在 30 周左右，也有个别孕中期出现，容易导致胎儿急性缺氧、早产、胎儿宫内窘迫、胎儿发育迟缓、胎死宫内、新生儿窒息等。对孕妈妈的影响是会出现全身皮肤瘙痒和黄疸，还可能出现食欲减退、腹泻、乏力等不适症状。

ICP 诊断标准

出现没有原因的皮肤瘙痒后，去做血清总胆汁酸 TBA 检测，如果检测值 > 10 μmol/L，就可断定患有妊娠期肝内胆汁郁积症（ICP）。

ICP 的诊断并不困难，但需要排除其他会导致肝功能异常或瘙痒的疾病，所以医生同时会安排肝功能测定。患上 ICP，肝功能的常见表现是：门冬氨酸转氨酶（AST）

和丙氨酸转氨酶（ALT）中度升高，为正常水平的 2~10 倍，但一般不超过 1000U/L。部分患者血清胆红素轻中度升高，但很少超过 85.5 μmol/L，其中直接胆红素占 50% 以上。

如果被确诊为胆汁淤积症，医生会给你局部用药减轻瘙痒并防止其他妊娠并发症，同时也会使用一些减少胆汁酸积聚的药物；有时医生也会根据病情程度综合评估对母婴的影响，需要的话可能安排提前分娩。

宫颈评估、宫颈阴道分泌物 fFN 检测

早产是指妊娠满 28 周但不足 37 周时的分娩，早产是全球围产儿患病与死亡的首要病因。产检时针对早产高危妈妈（譬如有早产史、子宫和胎盘异常、宫颈机能不全或 20 周后宫缩频繁）进行这两项检查，能预测和筛查早产发生率，对早产防治有重要的临床意义。

宫颈评估通过阴式 B 超测量宫颈长度来预测早产风险。fFN 是胎儿纤维连接蛋白，这是由胎盘的滋养层细胞合成的一种糖蛋白，妊娠期间主要存在于母亲的羊水和血液中，正常情况下宫颈分泌物中的 fFN 含量极低，要到胎儿足月分娩时才可在宫颈黏液中发现，因此可作为早产诊断的客观指标之一。这两项检查联合使用可大大提高早产检出率，操作简便，无创伤，应用较为广泛。

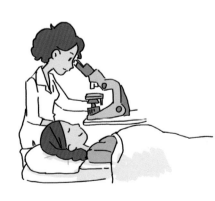

如果这两项检查预测有早产风险，医生会根据具体情况决定后续治疗方案，比如是否需要住院观察，是否需要进行促胎肺成熟或抑制宫缩等药物治疗。

替你问医生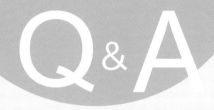

Q: 孕期水肿怎么办？

A: 很多妈妈怀孕中后期腿部都会出现不同程度的水肿，尤其到下午和晚上。导致水肿的原因有：怀孕后血容量的增加，使血液中的水分很容易渗透到组织中，导致身体中组织间液增加；还有孕激素分泌使体内水分容易潴留；以及怀孕后增大的子宫压迫到下腔静脉，使静脉血液回流受阻等。正常情况下，非疾病引起的孕期水肿是不会影响胎儿生长发育及母体健康的，仅仅只是一种孕期不适。为了缓解这种不适孕妈妈可以采用下面这些方法：

· 充分休息静养。静养时心脏、肝脏、肾脏等脏器负担会减少，水肿自然会减轻或消失。

· 注意保暖。身体温暖会使血液循环加快，减少体内水分潴留。

· 穿着宽松的衣服或鞋子，避免过紧影响到血液循环，引起身体浮肿。袜子口不要太紧，别压迫到脚踝及小腿，如需长时间站或坐，可选择预防或治疗水肿的孕妇专用弹性袜。

Q: 胎儿体重轻就是宫内发育迟缓吗？

A: 胎儿宫内发育迟缓是指胎儿体重或腹围低于同胎龄平均值的 10%，所以不是所有胎儿体重轻都是宫内发育迟缓。胎儿体重偏轻有两种可能情况：① 正常的小体重儿，这与遗传背景有关。② 异常的小体重儿，常伴有胎儿血流供应异常。造成异常的小体重儿的原因很多，有胎盘因素、母体合并疾病因素，也有感染因素及脐带因素等。所以一旦发现胎儿体重轻，医生就会对孕妈妈进行详细的 B 超检查及胎儿监护、超声多普勒血流测定等多项检查，并结合以往的超声结果、母亲的身体状况综合判断是正常小体重儿或异常的小体重儿。如果是因为疾病因素造成胎儿体重不足，就要控制病情，加强监护，注意观察胎动，同时保证饮食均衡。如果干预措施仍然不理想，医生会从宝宝安全的角度出发，考虑适时终止妊娠，让孕妈妈提前分娩。

34

Q: B 超发现胎位不正怎么办？

A: 8 个月前胎儿还小，羊水相对较多，胎儿在子宫内活动范围很大，胎位可能出现异常，但还有机会转为正常。37 周后胎位会相对固定，在这之前医生会提供一些方法来试图纠正，如体位改变、外倒转等。常用的体位改变是"胸膝位纠正法"。即早晨起床及晚上睡前，排空膀胱，解开裤带，双膝稍分开（与肩同宽）跪在床上，大腿要与床面垂直，小腿与大腿成直角；胸肩贴在床上，尽量与床贴紧，头歪向一侧；双手前臂伸直或双手放在头的两侧；尽量抬高臀部，形成臀部高头部低的位置。两者高低差别越大越好。每天做 1~2 次，开始时每次 3~5 分钟，熟练后可适当增加时间，但别超过 10 分钟。尤其需要提醒的是，饭后 2 小时内不能做，运用这种方法时要先咨询医生，不要擅自练习。另外，练习前后应数胎动。

35

Q: 脐绕颈是不是必须剖宫产？

A: 脐带环绕胎儿颈部、四肢或躯体称为脐带缠绕，其中 90% 为脐带绕颈。脐带绕颈以绕颈 1 周居多，占分娩总数的 20% 左右。脐带绕颈可能出现在孕期的任何时候，一般认为与脐带过长、胎儿小、羊水多和胎动过频等有关。脐带绕颈对胎儿的影响大小与脐带缠绕松紧、缠绕周数及脐带长短有关，脐带绕颈有引起胎宝宝宫内窘迫的风险，所以做好胎动监护非常重要。

是不是只要发现脐带绕颈就只能剖宫产，不少妈妈对此充满疑问。事实是脐绕颈可以选择试产，不是剖宫产的指征，除非合并其他危险因素。只要孕晚期的B超显示胎儿一切正常，胎动和胎心良好，就可以试产。而且大多数可以试产成功。在待产及分娩过程中，医生会持续胎心监测、严密观察产程进展及先露下降情况，如果出现胎心异常或难产，医生才会建议急诊剖腹产手术。

Q: 黑白 B 超和彩超有何不同？为什么说照彩超，但报告是黑白的？

A: 彩超即彩色多普勒超声，是运用多普勒效应原理，在高清晰度的黑白 B 超上实时叠加血流信号，形成的彩色多普勒超声二维图像。彩超要比普通黑白 B 超清晰，可以检查出胎儿是不是畸形，或者判断羊水情况、脐绕颈周数等，还可清楚地检测子宫动脉和脐动脉的血流速度波形等，对及早发现胎儿异常有辅助诊断的作用。所以，在如今的产检中，彩超运用很广泛。之所以彩超报告是黑白的，与输出报告的是黑白打印机有关。至于三维 B 超则是通过特殊的探头把多个二维图形处理重建为立体图像，近年来，随技术的进步和发展，还出现了四维彩超，这是在三维超声图像上又增加了时间参数。现阶段三维 B 超和四维 B 超价格比二维彩超高，辐射强度也较大，所以并非常规推荐。

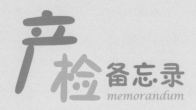
产检**备忘录**
memorandum

腹部迅速增大，孕妈妈很容易就会感到疲劳。而且平躺时还有可能会感觉喘不过气，因此休息时最好保持侧卧的姿势。

下次产检预约时间

本次产检医生特别提醒 & 建议

写给宝宝

宝宝现在是飞速发育的阶段，对营养的需求可以说是整个孕期的最高峰。所以孕妈妈要注意补充大量的营养物质，这样才能保证宝宝的发育需求！

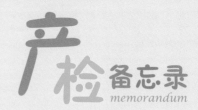

产检备忘录
memorandum

下次产检预约时间

本次产检医生特别提醒 & 建议

写给宝宝

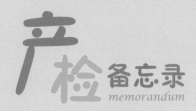

产检备忘录
memorandum

宝宝的身体又长大了不少，子宫留给他的空间也小了许多，所以不仅胎动次数会比原来少，动作也会减弱不少。别担心，只要你还能感觉得到他在蠕动，就说明他很好。

下次产检预约时间

本次产检医生特别提醒 & 建议

写给宝宝

也许很多孕妈妈的腿和脚肿得更厉害了，但千万不要盲目限制水分的摄入量。因为此时，你和宝宝的身体都需要大量的水分。

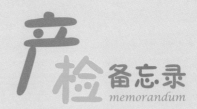

产检备忘录
memorandum

下次产检预约时间

本次产检医生特别提醒 & 建议

写给宝宝

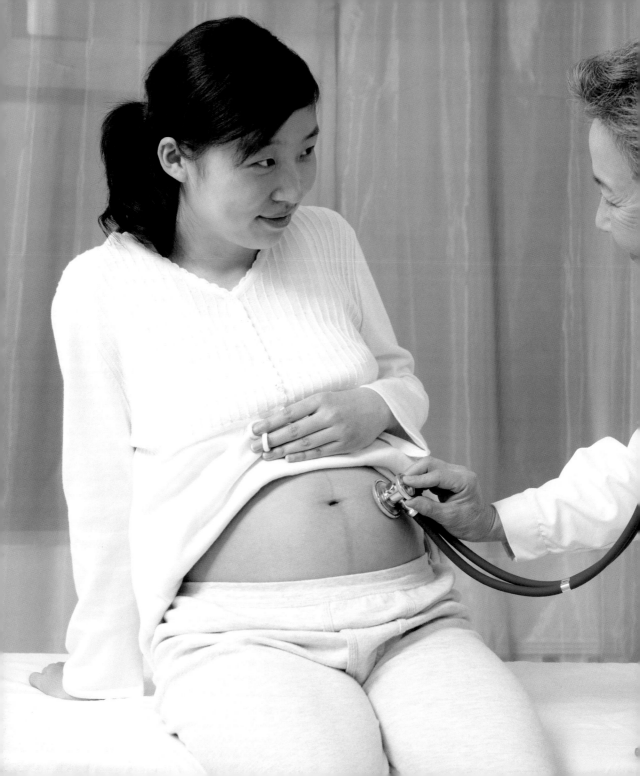

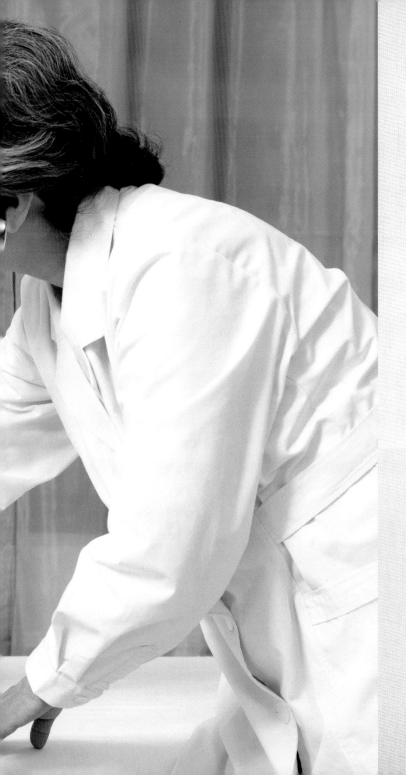

孕 36 周 孕 37 周 孕 38 周 孕 39 周 孕 40 周

重点项目

B 族链球菌培养筛查（36 周）

分娩前最后血检（37 周）

评估胎儿发育（37 周）

分娩前教育准备

这时离分娩越来越近了，为了加强监护，确保母婴健康，从 36 周开始，产检需要每周进行 1 次。很多医生也从 36 周起，每次产检增加了胎心监护的项目。不少孕妈妈很期待这个项目，一方面可以用多普勒胎心仪听到宝宝心跳，另一方面在宝宝每次胎动时，都可以从检查单上看到最直观的形象，宝宝带给你的感觉更真实了。

常规检查

　　临近预产期时各项身体机能变化更大，孕妈妈此时更需做好产前监护，才能顺利迎接宝宝降生。因此，称体重、量血压、宫高、腹围（具体参见 P.54）、触摸胎位、多普勒听胎心和尿检等常规检查就更不能掉以轻心了。尤其第 9 个月后，通过触摸胎位，医生可以了解胎儿是否入盆、先露部分是否下降、下降到什么程度等，从而能更有效地做好分娩准备。

 　＋ 刘大夫诊室

哪些因素会影响分娩？

产力。产力是将宝宝及胎盘等附属物排出子宫的动力。产力包括子宫收缩力、腹肌和膈肌的收缩力以及盆底肛提肌的收缩力。要知道，在分娩过程中始终起主导作用的是子宫肌的收缩力；腹肌、膈肌和肛提肌则在第二产程时起辅助作用。孕期规律合理的运动可以增加产力，这也是为什么所有产科医生都建议大部分孕妇都要进行孕期锻炼的原因。

产道。产道是宝宝分娩时通过的通道，包括骨产道和软产道。骨产道主要是骨盆，分娩过程中组成骨盆的各个部分会有轻微移位，以适应宝宝娩出。软产道由子宫下段、子宫颈、阴道和骨盆底软组织组成。

胎儿。宝宝的大小、胎位和有无畸形是影响分娩过程的重要因素。如巨大儿、胎位不正，常常影响分娩，甚至导致难产。一般我们建议，胎儿体重 2500~3500 克为宜。

精神心理因素。实践证明，分娩过程中产妇的精神状态对分娩影响很大，会明显影响产力，进而影响产程的进展。如果孕妈妈能克服、消除对分娩的恐惧和焦虑，不仅能缓减产痛，缩短产程，增加顺产率，而且产后出血也会大大减少。

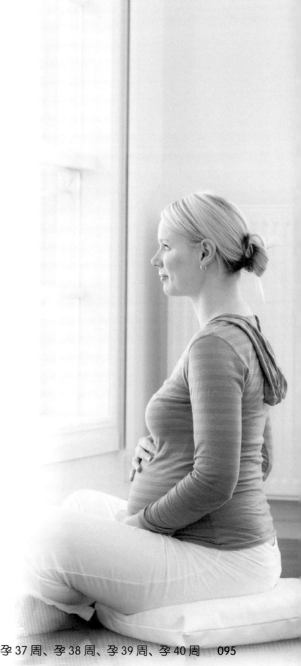

特别提醒

●胎盘有什么作用?

胎盘富含血液，是胎儿和母体进行物质交换，维持胎儿在子宫内生长发育的重要器官。它有很强的代谢功能，宝宝在孕妈妈子宫成长发育的10个月中所需的氧气、营养和排泄都是通过胎盘来完成的。胎盘还具有防御功能，是一个保护宝宝免受感染和潜在的有害物质的威胁的屏障。另外，胎盘还具有内分泌功能，胎盘可分泌各种维持妊娠的重要激素如 hCG、孕酮、雌激素和人胎盘泌乳素（HPL）等，同时胎盘产生的特异性酶对胎儿的生长过程有重要作用。

尿检

进入孕晚期后子宫不断增大，会对身体的各个内脏器官形成压力；又因为子宫是朝右旋的，更容易引起肾盂和输尿管的扩张，压迫右侧输尿管、右侧神经，从而引发慢性的肾盂肾炎，这常常表现为腰背部的疼痛。因此，腰背酸痛感明显的孕妈妈，尤其要重视孕晚期尿检，这样可以及时发现、及时治疗慢性肾盂肾炎、泌尿系统感染等疾病。

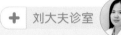 刘大夫诊室

孕晚期尿检中发现有白细胞就是肾炎吗？

　　任何时候仅凭一个检查指标是不能对病情进行合理诊断的，何况尿常规检查只是一个筛查实验，尿液检查结果受时间、饮食、活动及污染影响很大，即使同一人不同时段的尿常规结果也可能不同，所以如要确诊还要看白细胞增加的程度，及有无尿频尿急尿痛等不适，如果没有，适当多饮水，保持每天2000毫升的尿量，过几天再复查。如果复查时白细胞仍然很高建议查清洁尿培养和肾脏超声。为了保证检查结果准确，取尿时应先清洗外阴，并留取中段尿液。由于每个人的身体状况不一样，要确诊病情以及是否需药物治疗，一定要向你的医生进行咨询。

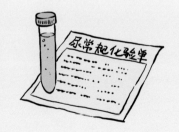

血检（37周）

为了保证顺利分娩，需要提前做好准备，为此 37 周时医生会安排比较详细的血液检查，具体包括下面几项：

血常规

跟之前的血常规检查的目的一样，本次血常规检查是通过测定红细胞计数和血红蛋白，能了解孕妈妈有没有贫血；从白细胞计数和分类，则可以判断免疫系统是否正常；根据血小板的计数可初步判断血液的凝血功能，为分娩提前做好准备。

凝血四项测定

人体正常的止血功能，在流血时会使血液凝固堵住伤口而止血，从而避免血液大量流失危及人体生命安全。凝血四项测定的目的就是在分娩前了解孕妈妈的止血功能有无缺陷，事先为分娩做准备。万一分娩中需要急诊手术时，可防止术中大出血而措手不及，从而大大降低大出血对母婴的伤害，确保分娩平安顺利。此项检查不需要空腹，随时到医院就可以检查，一般情况下半小时后就会出结果。

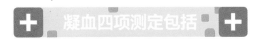

凝血四项测定包括

血浆凝血酶原时间（PT）及由其衍化出的国际标准化比值（INR）。

活化部分凝血活酶时间（APTT）。

凝血酶时间（TT）。

血浆纤维蛋白原（Fbg）。

这四项测定的结果受组织凝血活酶来源、仪器、操作技术和流程等的影响较大，所以不同医院会有不同的参考值，判定结果是否在正常范围应以医生意见为准。

人类缺陷免疫病毒Ⅰ+Ⅱ

母婴传染是艾滋病的主要传播途径之一，艾滋病病毒又称人类缺陷免疫病毒（HIV）。感染了HIV病毒的孕妈妈会在妊娠及分娩过程中，通过胎盘传播给胎儿，还会通过母乳喂养将病毒传给宝宝，造成新生儿感染HIV病毒，患上艾滋病。此时复查HIVⅠ+Ⅱ的意义就在于验证孕妈妈早孕时的检查结果，如孕妈妈本身带有或已感染病毒，医生会在分娩时给予足够处理，以控制HIV病毒母婴传播，降低新生儿感染的概率。

红细胞抗体筛查和滴度

这是针对孕早期血液中抗红细胞抗体筛查进行的复查，检查结果呈阳性则需进行抗体鉴定。为了避免输血时输入会与抗体发生溶血反应的血液，此项检查是很必要且必需的。而且此项检查可以尽早发现不规则抗体，对减轻不规则抗体对胎儿或新生儿带来的伤害，减少新生儿溶血，维护胎儿或新生儿机体健康有很大的意义。

 刘大夫诊室

什么叫红细胞不规则抗体？

人的红细胞抗体中有天然存在于血清中的规则抗体，如A型血中存在抗B，B型血中存在抗A，还有不是天然存在的，而是通过后天免疫刺激（妊娠、输血等）产生的不规则抗体，如Rh血型中的抗D。输血时如果抗体不合，会引起输血不良反应：轻者引起寒战、发热；重者会产生溶血性输血反应。

B 超（37 周）

这次 B 超检查，主要是确定胎位、羊水、胎盘位置、功能情况，以及脐带血流、有无脐带缠绕状况等，并预估胎儿至足月生产时的重量。

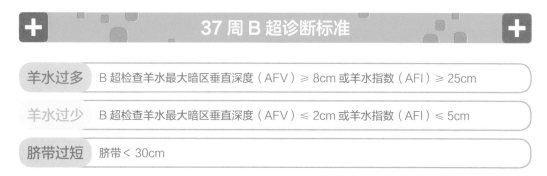

37 周 B 超诊断标准	
羊水过多	B 超检查羊水最大暗区垂直深度（AFV）≥ 8cm 或羊水指数（AFI）≥ 25cm
羊水过少	B 超检查羊水最大暗区垂直深度（AFV）≤ 2cm 或羊水指数（AFI）≤ 5cm
脐带过短	脐带 < 30cm

羊水过多和羊水过少时，医生的处理方案会因胎儿有无畸形、孕周大小及症状的严重程度而有所不同，所以具体方案应听从医生建议。

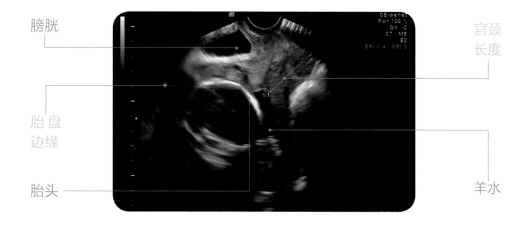

膀胱

宫颈长度

胎盘边缘

胎头

羊水

什么是羊水?

羊水是怀孕时子宫内的液体，其成分98%是水。羊水能缓和外来压力对腹部的冲击，保护胎儿。怀孕过程中，羊水还是维持胎儿生命不可缺少的重要成分。羊水的重量，一般来说会随着怀孕周数的增加而增多，临床上是以 300~2000 毫升为正常范围，超过了这个范围称为"羊水过多症"，达不到这个标准则称为"羊水过少症"，这两种状况都是需要孕妈妈特别注意的。

不同妊娠阶段，羊水的来源是不同的。孕初期，羊水主要来自胚胎的血浆成分；之后，随着胚胎的器官逐渐发育成熟，胎儿的尿液、呼吸系统、胃肠道、脐带、胎盘表面等，也都成为羊水的来源。羊水量是观察胎儿健康与否的指标。羊水量的测量只能依靠B超。B超通过测量胎体周围的羊水情况来估计羊水量的多少，其结果是以羊水指数或最大羊水池深度表示。发现羊水过多或过少时常常需要再复查以确诊。

脐带有什么作用?

脐带是孕妈妈为宝宝提供营养的生命线，脐带的一端在胎儿的肚脐上，另一端与孕妈妈体内的胎盘相连。通过脐带，来自妈妈的富含氧气和营养物质的新鲜血液输送给胎儿，而胎儿代谢的废物交给妈妈，借由孕妈妈身体排出。脐带若发生先露、脱垂、缠绕、长度异常或打结等，可引起胎儿急性或慢性缺氧，从而危害胎儿的发育和健康。

脐带血是胎儿娩出、脐带结扎并离断后残留在胎盘和脐带中的血液，脐带血中含有可以用来治疗多种血液系统疾病和免疫系统疾病的造血干细胞，因此，不少人都选择保存自体脐带血或者捐献脐带血。

胎心监护（NST 检查）

　　胎心监护是通过监护仪将一段时间内的胎心变化记录下来，绘出的两条曲线：记录胎心率变化的胎心率曲线和记录宫缩情况的宫缩压力波线。所以胎心监护反映的是一定时间段内胎心的变化，不像多普勒听的是某一时刻的胎心率。

　　孕妈妈在做胎心监护时，可以很直观地从胎心监护图上看到胎心率的变化，从而了解胎动和宫缩时胎心的反应，进而评估和监护孕晚期胎儿宫内状况，及时发现宫内胎儿有无缺氧。所以不少医院从怀孕第 36 周开始每周做一次胎心监护，如果有合并症或并发症，需要更早检查或增加胎心监护检查的频率。

　　以下是胎心监护图，其中上面一条是胎心率线，一般表现为基础心率线；下面一条是宫内压力线，表示宫内压力。

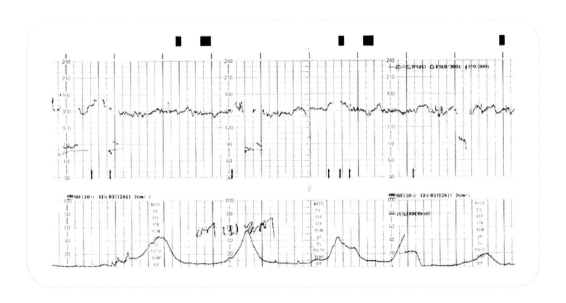

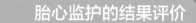
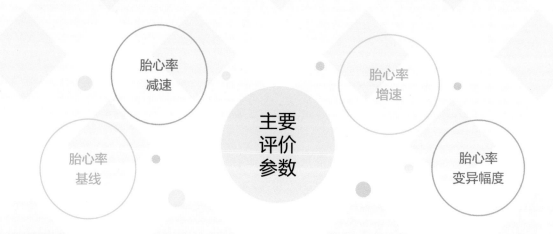

胎心率
减速

胎心率
增速

胎心率
基线

**主要
评价
参数**

胎心率
变异幅度

胎心监护结果的正常范围

基线	变异	增速	减速
110~160 次 / 分	6~25 次 / 分（中等变异）	20 分钟内 ≥ 2 次加速，超过 15 次 / 分，持续 15 秒	无减速或偶发变异减速持续短于 30 秒

特别提醒

　　正常情况下胎心率都会保持在 110~160 次 / 分钟，胎儿活动时要比休息时胎心率加快（每分钟至少快 15 次），并且持续至少 15 秒。如果胎儿活动时胎心率没有加快，或者在胎心监护期间根本就没胎动，需要过 1 个小时后再做一次胎心监护，或者去做其他进一步的检查，以排除胎儿缺氧或胎盘异常等状况。

特别检查

随着预产期的临近，产检时医生会对孕妈妈进行有针对性的检查，一是确定合适的分娩方式，二是提前做好临产准备。

骨盆测量

孕妈妈骨盆足够大，胎儿才容易通过，这是进行阴道顺产的条件之一。骨盆测量就是测量一下骨盆的大小，从而推断孕妈妈采用顺产的方式有无困难。临床上，通常会先进行骨盆外各径线测量，如髂前上棘间径、骶耻外径、髂嵴间径等，如果测量值均小于正常径线最低值2厘米以上，就归为异常。因此，孕妈妈需在临产前进行骨盆内测量，然后根据B超胎儿的大小、盆骨的相关数据，来评估顺产的可能性。

目前循证医学的证据表明孕妇做骨盆测量并未改善妊娠结局，所以国内外一些医疗机构已经取消该项检查。但是，就大部分孕妈妈来说，自己的骨盆尺寸完全能满足自己的胎儿经阴道分娩的需要。除非胎儿明显偏大，否则一般都建议孕妈妈先阴道试产，给以充分的阴道试产机会。

阴道检查

怀孕初期和晚期都会进行阴道检查。孕初期的检查目的是排除异常妊娠和阴道宫颈疾病，以便及时处理。孕晚期阴道检查的目的主要是了解宫颈的成熟度、胎先露及入盆情况，医生可对孕妈妈的分娩进行提前预判。

B 族链球菌培养（GBS 筛查）

　　B 族链球菌（GBS）是一种条件致病菌，一般正常健康人群感染 GBS 并不致病，但如果新生儿带了这种病菌，大约有 1%~3% 会出现早期侵入性感染，以致新生儿患上危及健康和生命的败血症、脑膜炎、肺炎等疾病。据统计约 10%~30% 的孕妇会感染 GBS，其中 40%~70% 在分娩过程中会传递给新生儿，而且 GBS 还是产后母体各类感染的主要致病菌。因此，及早发现及早处理，对维护母婴健康有很大的意义。

筛查结果	阴性 / 阳性

　　GBS 筛查结果为阳性并不表示胎儿一定会受到感染，但医生会根据化验结果来制定分娩时的预防措施，最常见的是在破水或者临产后使用抗菌素进行预防性治疗。由于顺产婴儿 GBS 的感染率更高，所以顺产的孕妈妈更需要这种治疗处理。

✚ 不同生产方式新生儿 GBS 感染率 ✚

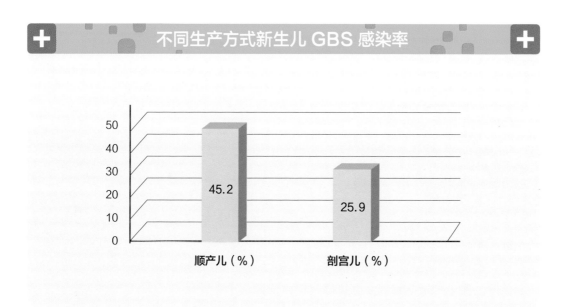

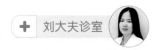

做 GBS 筛查有什么意义？

产时传播是新生儿感染 GBS 的主要途径，由于 GBS 主要寄居于阴道和直肠，所以顺产的胎儿更易被感染。怀孕 35~37 周时进行产前阴道和直肠 GBS 筛查，一旦筛查结果为阳性，就在分娩时进行抗生素预防性治疗，这不仅可预防和有效降低 GBS 垂直传播引发的新生儿早期侵入性感染，还能够大量减少不必要的抗生素使用。

心电图

怀孕后随着孕妈妈血容量和体重的增加，心脏负荷会加重，尤其孕晚期和分娩过程对心脏功能都是考验。心电图检查，能记录心脏的搏动规律和心肌的供血情况，从一定程度上反映孕妈妈的心脏功能，这对提前发现心脏异常和疾病并积极应对有很大意义，可有效降低孕晚期和分娩时的并发症，确保母婴健康。如果心电图异常，则需要进一步进行超声心动的检查，必要时还需去看心内科医生。

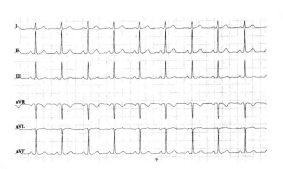

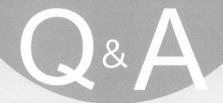

替你问医生 **Q&A**

37

Q: 做心电图应注意什么?

A: 心电图操作简便、安全,为了保证检查数据的可靠性,要注意保持心情平和安静,不要在检查前进行剧烈运动,避免情绪过于紧张或起伏过大,也不宜在饱食后立即检查。检查过程中不要与医生进行交流,也不要随意移动,以免影响检查结果。为了检查方便,检查当日最好不要穿连衣裙。

38

Q: 过去宝宝动得很厉害,现在他好像不怎么动了,是不是有问题啊?

A: 孕晚期,随着宝宝的发育成熟,胎位已相对固定,因此胎动不像之前那么明显。一天之中通常是上午 8~12 时胎动均匀;午后 2~3 时胎动最少;晚上 6 点以后就开始逐渐增多,到了晚上 8~11 时最为频繁,但有个体差异,每个宝宝有他自己动的规律。胎动正常次数为每 12 小时 30~40 次,不应低于 10 次。孕晚期应该每天在固定的时间检查胎动,每次检查都测到 10 次以上,说明胎儿正常,如果持续 12 小时仍然感觉不到胎动或胎动数比平时减少一半,以及胎动突然频繁,则应马上去医院检查。

39

Q: 羊水少就需要提前生产吗?

A: 正常羊水的量随妊娠时期的不同而变化,孕晚期 B 超发现最大羊水深度小于 2cm,称为羊水过少。发现羊水过少,并非都要提前生产,而应根据胎儿有无畸形、胎儿宫内状态和孕周来决定治疗方案。如果根据 B 超和胎儿染色体检查方法排除了胎儿畸形，就可通过胎儿生物物理评分、B 超动态检测羊水量、脐血流 S/D 值和胎心监护等措施详细评估胎儿宫内情况。对妊娠已足月、胎儿能宫外存活的，可考虑终止妊娠，但对妊娠不足月、胎肺不成熟的，可采用增加羊水量等一些保守治疗来延长孕周，同时密切监测胎儿情况。

Q: 羊水多意味着什么？我该怎么办？

A: B 超测定最大羊水深度大于等于 8cm 称为羊水过多。羊水过多多见于胎儿畸形、双胎、母儿 Rh 血型不合以及糖尿病、高血压等妊娠合并症等孕妈妈。羊水量过多时子宫张力增高，会增加胎膜早破、早产、胎盘早剥、脐带脱垂及异常先露等妊娠风险。羊水过多的处理取决于胎儿有无畸形、孕周大小和孕妇自觉症状的严重程度。如果胎儿正常，自觉症状严重，妊娠 ≥ 34 周，且胎肺成熟就可终止妊娠，提前生产。否则应寻找病因，积极治疗母体疾病，以尽量延长孕周，期间应每周复查 B 超，了解羊水指数及胎儿生长情况。

Q: 我已经 38 周了，医生说我胎心监护显示胎动时胎心率加速不够，这说明胎儿不正常吗？

A: 这种情况我们称为胎儿监护反应性问题，需要延长监护时间或加做其他检查项目。胎心率暂时性的加速与胎动、宫缩及胎儿有无受到外界触诊、声音等刺激因素都有关系，从一定程度上确实可反映胎儿的状况是否良好，如长时间胎心率缺乏加速，说明胎儿可能存在缺氧。所以这种情况下要加强监护，注意观察胎动，并结合其他的检测数据来分析，如此才能对胎儿状况进行合理有效的诊断。

42

Q: 为什么快到临产期时，我的体重不仅没有增加，还下降了？

A: 很多孕妈妈都发现临近预产期时，体重秤上的数字不升反降了，但是身体也没有因此而苗条，腿部照样水肿。这种情况很常见，常常与孕妈妈精神紧张，睡眠差，食欲下降有关。此时，孕妈妈更应注意观察胎动，注意临产前的一些征象，尽量放松，如无异常，就安心地度过宝宝在你身体中的最后时光吧。

Q: 如果过了 38 周，医生检查说胎儿还没入盆，这是不是代表我会在预产期后分娩？

A: 入盆指胎儿先露部位，通常是头部，下降到妈妈的骨盆里。医生一般通过两种检查来判断胎儿是否入盆，一是阴道内检，看先露部下降的位置；二是腹部触诊，就是触摸你的腹部看胎儿的头是否入盆。入盆早晚与分娩早晚没有绝对的关系。有的孕妈妈临产后才入盆。尤其是经产妇常常出现临产时胎儿还未入盆，但照样顺利分娩的情况。

Q: B 超检查报告上出现胎盘级别 I 级，这代表什么？

A: 进入孕晚期后，B 超报告单上出现胎盘级别，主要反映胎盘成熟度，28 周时胎盘的级别多数是 0~I 级，到 36 周左右胎盘级别可以是 I~II 级，到 40 周左右胎盘级别可以是 II~III 级。胎盘成熟度越高，级别越高，一般来说胎盘 II 级以上就表明胎儿成熟了。但从循证医学来看，这个参数的临床指导意义不大，所以无须对胎盘 III 级耿耿于怀。

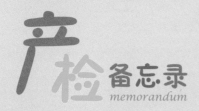

产检备忘录
memorandum

此时你的肚子可能已相当沉重，所以上下楼梯和洗澡时一定要注意安全，防止滑倒。做家务时，也要注意动作轻缓，更不能做有危险的动作。

下次产检预约时间

本次产检医生特别提醒 & 建议

写给宝宝

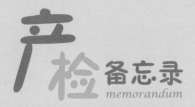

产检 **备忘录**
memorandum

到这周末，你的宝宝就可以称为"足月儿"啦！这也意味着，你的宝宝随时可能降临人间，你们母子很快就要见面喽！

第口〇〇次

下次产检预约时间

本次产检医生特别提醒 & 建议

写给宝宝

你现在可能既紧张又焦急，既盼望宝宝早日降生，又对分娩的疼痛有些恐惧。要调整好心态，相信自己一定能顺利度过分娩时刻。

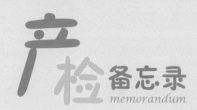

产检备忘录
memorandum

下次产检预约时间

本次产检医生特别提醒 & 建议

写给宝宝

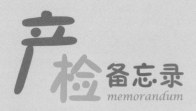

产检备忘录
memorandum

进入最后的妊娠阶段，大多数孕妈妈的体重不会有显著增加，没有增加也属正常。若是体重还持续增加，孕妈妈就要注意适当控制一下体重了。

下次产检预约时间

本次产检医生特别提醒 & 建议

写给宝宝

大多数的宝宝都将在这一周诞生，但真正能准确地在预产期出生的婴儿只有5%。因此，宝宝提前两周或推迟两周降临都属于正常的。

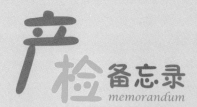

产检备忘录
memorandum

下次产检预约时间

本次产检医生特别提醒 & 建议

写给宝宝

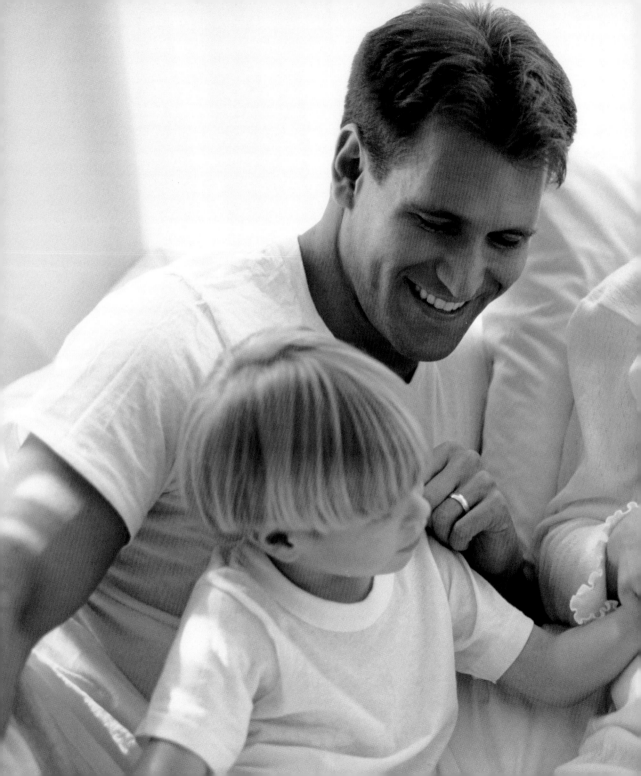

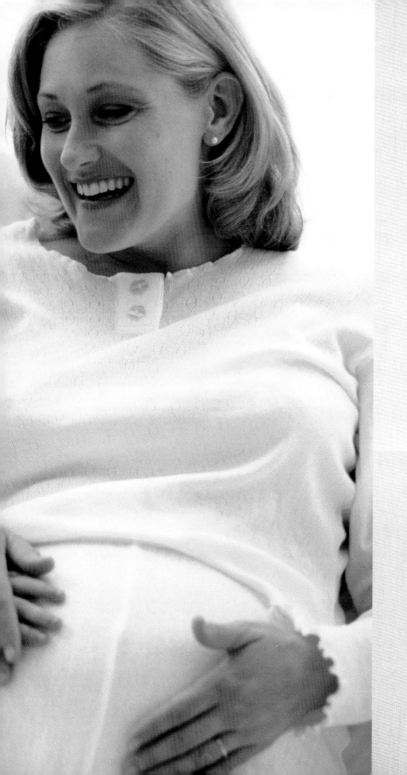

临产期产检

　　当你发现每隔 5 分钟出现持续 30~40 秒的宫缩，并且持续 1 小时，这说明离宝宝出生已经不远了。

　　分娩开始后各种可能都会发生，医生会通过下面的检查来严密观察分娩进程，以确保产程顺利，母婴平安。

阴道检查

这项检查可直接接触到子宫口，有助于了解宫颈状态、宫口扩张程度、羊膜囊的情况、胎先露的位置，如头先露时还可了解矢状缝及囟门，确定胎方位，所以在分娩进程中阴道检查是必需的。在第一产程中，助产士会定期来做阴道检查，了解宫口开大进展，为下一步胎儿娩出做准备。

＋ 刘大夫诊室

分娩前会有哪些症状提示？

当身体出现下面这些征兆时，说明分娩即将开始。

见红。一般在临产前的24~48小时，宫颈内口附近的胎膜与宫壁分离，会有少量出血，这种出血与子宫黏液混合，自阴道排出，称为见红。但也有在分娩几天前甚至1周前就反复出现见红。见红是分娩的先兆，如果见红同时伴有规律宫缩，那临产可能即将开始，孕妈妈应该及时到医院。如果是阴道流血而非见红，量大有血块，应立即到医院就诊。

破水。阴道流出羊水，俗称"破水"。破水通常发生在产程过程中，但也有一小部分孕妇在没有宫缩之前即发生破水，称为胎膜早破。这时，需要孕妇尽量保持平卧位前往医院，防止脐带脱垂。破水标志宝宝离降生已经不远了。

有规律的腹部阵痛。临产前子宫收缩会伴随腹痛，就是常说的阵痛，腹部规律阵痛开始时，一般疼痛持续30秒，间隔4~5分钟。以后疼痛时间逐渐延长，间隔时间逐渐缩短。即将生产时可能每间隔1~2分钟就阵痛1分钟或更长。

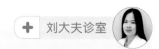

顺产时分娩产程是怎样的？

从开始出现规律的宫缩到胎儿、胎盘全部自然娩出，整个过程可划分为 3 个产程。

第一产程。又称宫颈扩张期，指临产开始直至宫口全开（10 厘米）为止。初产妇宫颈较紧，宫口扩张缓慢，平均需 11~12 小时，经产妇宫颈松，宫口扩张较快，平均需 6~8 小时。在此过程中伴随着胎头下降。

第二产程。又称胎儿娩出期，包括从宫口全开到胎儿娩出的过程。初产妇约需 1~2 小时，经产妇通常数分钟即可完成，但也有长达 1 小时者。

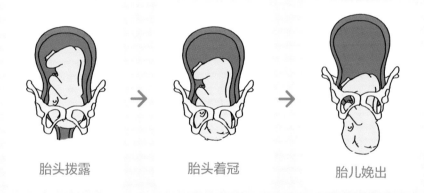

| 胎头拨露 | 胎头着冠 | 胎儿娩出 |

第三产程。又称胎盘娩出期，是从胎儿娩出到胎盘胎膜娩出的过程。一般需 5~15 分钟，不超过 30 分钟。

羊水观察

分娩时适量的羊水可缓冲子宫收缩对胎儿的压力，避免脐带被压迫，引起胎儿缺氧；羊膜囊还能协助宫口扩张，且羊水有润滑、冲洗产道的作用。分娩中，一旦胎膜破裂，医生会观察羊水的性状和流出量，间接判断胎儿在宫内的状况。

一般来说，羊水是半透明的乳白色，当胎粪进入羊水时，羊水会变成黄色或绿色。当羊水中混入较多胎粪时，羊水会呈绿色或深绿色。胎儿只有在缺氧的情况下才会有胎粪排出，如果羊水变黄、变绿说明胎儿有缺氧情况存在。羊水颜色越深，情况就越紧急。因为吞入这样的羊水很容易引起新生儿肺部感染。因此，破水后，助产士会严密观察产妇羊水情况的。

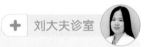

刘大夫诊室

羊水过少就需要剖官产吗？

羊水过少时，官缩开始后羊水的缓冲作用会受影响，分娩过程中胎儿容易发生窒息风险，但这并不代表孕妈妈就不能顺产，必须剖官产。一般实施剖官产的医学指征是：

· 阴道分娩困难或风险大，如妈妈骨盆狭窄，胎儿过大，胎位异常（如臀位）；妈妈有严重妊娠并发症等。

· 试产过程中胎儿窘迫、难产。

· 孕期或分娩时发生子宫破裂、脐带脱出、胎盘早剥等等。

羊水过少时应该做好胎心监护和必要的检查，如果是羊水过少又合并胎儿

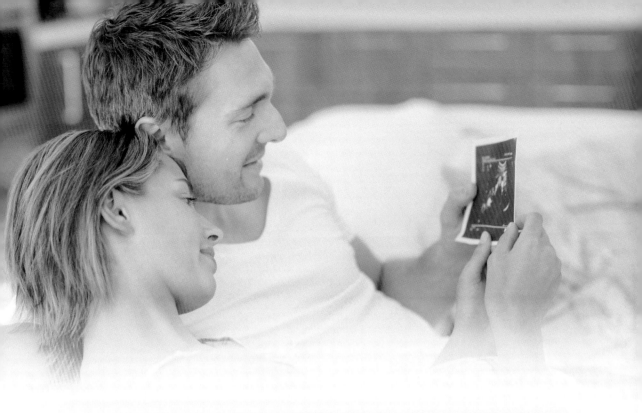

缺氧表现，则采用剖宫产较为安全。如其他检查未发现异常，可先试产。总之采用什么方式生产应该听从医生的建议，完全不必因为羊水过少，就将剖腹产作为唯一选择。

什么是胎膜早破？（早破水）

孕 37 周后临产前发生的胎膜自发性破裂称为足月胎膜早破。发生率约为8%。如小于孕 37 周发生胎膜早破则称为未足月胎膜早破，发生率约为 2%~4%，当孕妈妈感觉一阵水性分泌物从阴道流出时应及时去医院就诊。医生会通过取阴道内液体做一些化验来确认，一旦确诊则需立即入院，根据孕周来制定处理方案。

胎心监护

胎心监护在分娩过程中是极为重要的，因为分娩是一个比较复杂的过程，期间随着子宫的收缩，胎盘功能、脐带等随时随地会发生变化。一旦导致胎儿缺氧，最先表现出的就是胎心率变化，所以在分娩过程中要不断地监测胎心。

 胎心率监测可以分成两种

1 在宫缩间歇用听诊器或多普勒胎心仪听胎心。分娩刚开始时宫缩间隔长，每隔 1~2 小时听一次；宫缩频繁后，每隔 15~30 分钟听一次，每次听 1 分钟。进入胎儿娩出的第二产程，宫缩频繁且力度强，为了监护胎儿有无急性缺氧，每 5~10 分钟医生就会听一次胎心。

2 用胎心监护仪（NST）持续观察胎心率与宫缩、胎动的变化，监护时每隔 15 分钟就对胎心监护曲线进行评估，宫缩频繁时每隔 5 分钟就评估一次。通过胎心监护来评估、判断胎儿，在宫内的状态，简单、方便、有效，能最大程度地降低缺氧给胎儿造成的伤害。

手摸宫缩

宫缩时孕妈妈隆起的腹部会变硬，间歇时则松弛柔软，分娩开始后，助产人员会用手掌来感受孕妈妈的宫缩，然后记录下宫缩持续时间、间歇时间及强度，观察产程进展。

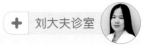

刘大夫诊室

什么是宫缩？如何区分真假宫缩？

宫缩就是子宫的收缩力，宫缩是推动分娩的动力，贯穿于分娩的全过程。宫缩时孕妈妈会感到肚子一阵一阵地发紧发硬。

宫缩在产前 2~3 周就可能出现，让有的孕妈妈误以为是分娩的时候到了。出现这种假性宫缩是临近分娩的征兆之一，但与分娩时的真宫缩不一样，假宫缩通常无腹痛，仅仅感觉腹部发紧变硬。时间没有规律，持续时间多小于 30 秒，比较短，宫缩强度时强时弱，不会逐渐加强，而且宫缩间歇时间长，一般多在夜间出现，清晨消失。真宫缩是有规律的，会越来越强，越来越痛，持续也更久，频率增加，多数会持续约 30 秒，间歇 5~6 分钟。同时还伴随有见红、破水等现象，随着宫缩持续，会有宫颈管进行性消失、宫口扩张和胎先露部下降等表现。如果区分不好，最好请医生帮忙，以减少不必要的恐慌。

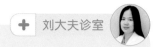
如果分娩时需要剖宫产，那会是怎样的过程？

　　剖宫产是通过手术从腹部切开子宫，娩出胎儿及其附属物的方法。剖宫产是终止妊娠、解决难产和重症高危妊娠、高危胎儿最快捷、有效的方法。随着现代医疗技术水平的提高，剖宫产手术的安全性大大提高了，在降低母婴死亡率和病残率方面起到了很大的作用，但剖宫产属于人为创伤，与顺产相比风险大，并发症多，所以选择剖宫产时需有严格的医学指征。

　　剖宫产手术前要做术前准备，包括了解既往病史，量体温、脉搏、呼吸、血压、测血型、肝功能、乙肝、HIV病毒、丙肝、梅毒等，在静脉输液、插尿管后，先消毒麻醉。如果选择硬膜外麻醉，麻醉师通常都会在腰椎第3~4节之间，轻轻插入一根硬膜外管，药物经过管子缓慢释放。麻醉药生效后，医生会在下腹壁下垂的皱褶处，耻骨联合上二指处做一个15~18厘米的水平方向的横切口。切口在子宫下段，可以减少对子宫体的损害和再次妊娠子宫破裂风险。（垂直式纵切口只在胎位特殊的情况下或紧急时使用）羊膜打开后，就可取出胎儿和胎盘，然后医生再逐层缝合子宫和腹壁伤口，无须拆线（缝线可吸收），从表皮看来只是一道细线。伤口大约五六天后可以愈合；如果不是瘢痕体质，以后伤疤就像皮肤的一道皱褶。

　　剖宫产手术后，大约3~4个小时后知觉就恢复了，术后6小时内禁食，24小时后拔掉导尿管，孕妈妈可下床慢慢活动。如果一切顺利的话，孕妈妈术后3天后就可以出院，6周之后复诊。

替你问医生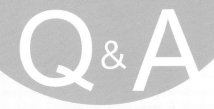

Q: 医生说我快生了，怎么都 3 天了我还没有生？

A: 通过腹部触诊和阴道内检等检查手段，医生可了解分娩是否开始启动，并根据经验来估计分娩时间，但分娩的进程因人而异。有人宫缩开始后孩子很快就出生了，有人却产程进度缓慢，所以在医院经常会遇到同时进医院，别人都生了出院，自己还在医院等着生产的妈妈。分娩是个瓜熟蒂落的过程，不用着急，时间到了宝宝自己就会来敲门的。

Q: 还有 2 天才到预产期，但我的内裤上出现浅褐色的分泌物，这是见红吗？

A: 应该是见红了，这说明包着胎儿的胎膜开始从子宫剥落，越来越接近分娩时刻了。不过见红后宝宝到底什么时候出生，这还说不准，可能 1 天，也可能 2~3 天。等到真正有规律的宫缩开始，分娩才正式开始。需要提醒的是，如果是阴道流血似月经，应立即去医院。

Q: 顺产是不是都要进行会阴侧切啊？

A: 阴道分娩时为了减少妈妈会阴部的撕裂伤，缩短胎儿头部在阴道口被挤压的时间，减少胎儿缺氧的发生，医生可能会做会阴侧切术。而且不少医院和医生基于会阴侧切创口比分娩时撕裂伤口规整，易于产后恢复的认识，会将会阴侧切术作为顺产时的配套操作，但也有医生认为未实施会阴侧切的分娩过程并不比实施的分娩时间长，而且失血更少，所以不会在顺产中常规实施会阴侧切术。

会阴侧切术是阴道助产的一种方法，是有医学指征的。在某些情况下如胎心变慢、胎儿宫内缺氧、产程过长以及会阴条件差时，会阴侧切是必须的，所以不妨在产前向医生咨询并表达自己的愿望，由医生根据分娩过程中的具体情况来决定做还是不做会阴侧切。

48

Q: 半夜我发现床单湿了，是破水了吗，但为什么我没有感觉到宫缩？我是不是马上就要分娩了？

A: 应该是破水了。没有宫缩的破水，医学上称为胎膜早破，也是一种分娩先兆。最好去医院请医生检查一下。破水后要保持镇定，别慌乱，要尽可能保持阴部清洁，避免感染，可以使用卫生巾和护垫，擦拭流出的液体时尽量从前往后擦。最重要的是不管有无宫缩或其他分娩征兆，都要保持身体水平位，立即去医院。特殊情况下，如果感觉阴道里或阴道口有东西，有可能是出现脐带脱垂，要立即拨打 120。

49

Q: 是不是第一个孩子是剖宫产，第二个孩子也必须剖宫产？

A: 这不是必需的，剖宫产后有成功阴道分娩的可能，这称为 VBAC，在美国 VBAC 的成功率达到了 60%~80%。尝试 VBAC，最大的风险是因前次剖宫产疤痕引起子宫破裂的风险。因此，要尝试 VBAC 必须请产科有经验医生判断是否合适。

Q: 分娩方式怎么选？我想顺产，医生却建议我剖宫产。

A: 顺产就是我们常说的阴道分娩，是在不靠或较少人工干预的条件下，经阴道娩出胎儿的方式，是最自然、理想的分娩方式。顺产时，胎儿的肺功能会在子宫有规律的收缩和产道的挤压下得到锻炼，新生儿出生后能迅速建立正常呼吸，会大大降低湿肺和吸入性肺炎的发生率。通过产道时新生儿的皮肤、神经、感觉都得到刺激，日后更少出现感觉失调。而且顺产对孕妈妈损伤小，并发症少，产后恢复较快。所以医生一般都提倡顺产，但在具体选择生产方式时，医生会根据孕妈妈的身体条件、年龄、胎位、胎儿大小、有无并发症等来建议分娩方式。一般来说顺产的条件是：怀孕时间 ≥ 36 周；胎儿体重 2500~3500g；无胎头仰伸；骨盆大小正常；无其他剖宫产指征。

做好了顺产的准备，却被建议剖宫产，心情有些失望是很正常的，但如果医生认为你有剖宫产指征且剖宫产是最好的选择时，还是应该接受医生建议，因为这是医生在权衡你和宝宝的安全后才决定的。

Q: 临产前为什么要"内诊"？

A: 分娩过程中，产力、产道和胎儿的相互关系变化复杂，通过临产前阴道内诊，医生可了解骨盆、胎儿下降和先露情况，以及宫颈弹性、宫颈管长度、宫口开大程度等宫颈状态，从而对各种异常情况及时做出准确的判断，确保母婴安全度过分娩期。做内诊时，孕妈妈越放松，越配合医生，医生就越容易检查清楚，所用时间越短。

52

Q: 为什么分娩前要进行"备皮"？

A: 备皮，就是剃除阴部的体毛，这是为了便于医护人员接生，并预防会阴切开时的细菌感染，而且也为了方便伤口护理和康复。

53

Q:"阴道指检"对孕妇和胎儿有危害吗？

A: 阴道本身是通向外界的器官，阴道内正常也有细菌，医生检查时使用的手套、器械也都要严格消毒，所以正常情况下孕妈妈不会因检查而感染。另外，阴道检查时只是触摸先露判断位置不会伤害到胎儿。

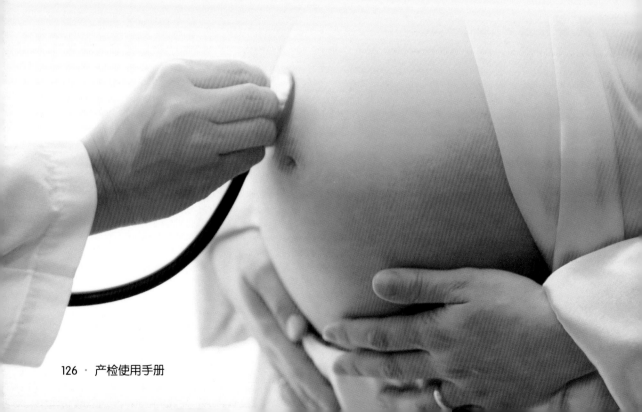

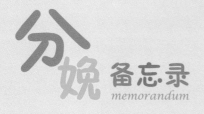

分娩 备忘录
memorandum

终于迎来了家庭的新成员！但是，享受初为人母的喜悦的同时，也别忘了产后检查。这是保证新妈妈和新生儿身体健康必不可少的环节。

见红 / 破水时间

宝宝出生时间

宝宝身长和体重

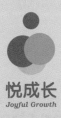

悦成长
Joyful Growth